中文翻译版

医 学 影 像
人工智能、图像识别和机器学习技术

Medical Imaging
Artificial Intelligence, Image Recognition, and Machine Learning Techniques

主　编　〔美〕K. C. 桑托什（K. C. Santosh）
　　　　〔美〕萨米尔·安塔尼（Sameer Antani）
　　　　〔印〕D. S. 古鲁（D. S. Guru）
　　　　〔印〕尼兰坚·戴伊（Nilanjan Dey）
主　译　龚良庚　刘且根

科学出版社
北　京

图字：01-2023-1598号

内 容 简 介

本书深入介绍了人工智能、图像识别和机器学习等方法在医学方面的应用，尤其是与医学影像相关的图像分割、标记与处理、计算机辅助诊断系统的研究与应用，以及疾病的识别与鉴别诊断等方面的知识体系，旨在将医学成像领域先进的医工交叉融合技术提供给读者。本书共10章，分别从结核病、人工智能在泌尿系统的应用等不同的应用视角进行论述，涉及工学的技术方法、临床应用概况与前景，同时介绍了相应领域的研究进展和发展趋势，具有实用性、科学性和前沿性。

本书适合作为医工专业交叉融合方向的初级研究者的工具书，也适合智能医学工程、人工智能、生物医学工程、智能医学影像等方向的研究生、本科生作为教材使用。

图书在版编目 (CIP) 数据

医学影像：人工智能、图像识别和机器学习技术 / (美) K.C. 桑托什 (K. C. Santosh) 等主编；龚良庚，刘且根主译 . -- 北京：科学出版社，2024. 11. -- ISBN 978-7-03-079697-4

Ⅰ . R445

中国国家版本馆 CIP 数据核字第 202459CZ97 号

责任编辑：王灵芳 / 责任校对：张 娟
责任印制：师艳茹 / 封面设计：涿州锦辉

科 学 出 版 社 出版

北京东黄城根北街 16 号
邮政编码：100717
http://www.sciencep.com

三河市春园印刷有限公司印刷
科学出版社发行 各地新华书店经销
*

2024 年 11 月第 一 版 开本：787×1092 1/16
2024 年 11 月第一次印刷 印张：10 1/4 插面：2
字数：246 000

定价：120.00 元
（如有印装质量问题，我社负责调换）

主译介绍

龚良庚 医学博士、教授、主任医师、博士研究生导师。南昌大学第二附属医院医学影像中心主任，智能医学影像江西省重点实验室主任，南昌大学联影智能医疗前沿技术研究中心主任。江西省百千万人才工程人选，江西省卫生健康突出贡献中青年专家。

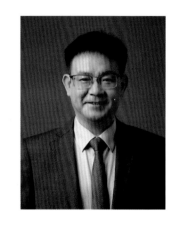

从事医学影像及医工交叉方向的临床、科研和教学工作，分别在医学影像、控制科学与工程、医学技术三个专业方向招收研究生。先后主持国家自然科学基金项目4项，省级重点项目6项，发表SCI收录期刊及中文核心期刊论文100余篇，主编、参编专著7部。先后荣获江西省科学技术进步奖、江西医学科技奖、江西省高等学校科技成果奖，以及江西省住院医师规范化培训放射专业重点基地、江西省智能医学工程实验教学示范中心、江西省领先学科（心血管影像）等个人或者团队荣誉。先后指导博士研究生和硕士研究生43名，指导学生获得江西省优秀硕士学位论文、中国国际"互联网＋"大学生创新创业大赛银奖等。

兼任中华医学会放射学分会磁共振学组委员，中国医师协会放射医师分会委员，中国医学影像技术研究会放射分会委员，江西省医学会第十七届理事会常务理事等。兼任《中华放射学杂志》等多个期刊的编委。

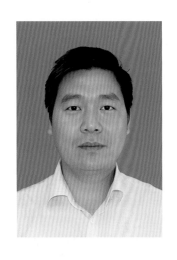

刘且根 南昌大学教授、博士研究生导师，信息工程学院执行院长，人工智能工业研究院院长。电气与电子工程师协会（IEEE）高级会员。2012年获上海交通大学工学博士学位，其间在中国科学院－德国马普学会计算生物学伙伴研究所和中国科学院深圳先进技术研究院进行客座交流。2015～2017年在美国伊利诺伊大学厄巴纳－尚佩恩分校（UIUC）和加拿大卡尔加里大学做博士后。致力于智能成像与视觉显示的系统开发与算法研究，发表 *IEEE Transactions* 和成像与视觉显示方向的期刊论文50余篇。兼任IEEE等数十个国内外学术组织的专委会委员，以及《电子与信息学报》等多个期刊的编委。主持国家重点研发计划课题、国家自然科学基金项目等20余项。参编专著及教材3部。获吴文俊人工智能科学技术奖、江西省教学名师和省级示范研究生导师创新团队等荣誉近10项。

译者名单

主　译　龚良庚　刘且根

副主译　任海波　刘　慧　郑　甜　舒　婷

译　者　（按姓名笔画排序）

方淇民　伍春花　任海波　刘　慧　刘　蝶

刘且根　杨彩莲　吴生林　吴春苗　宋怡沛

周晶晶　郑　甜　涂兰兰　陶　辉　龚良庚

彭　云　舒　婷　管　兵　廖祥昊　熊亮霞

主编介绍 ....

K. C. 桑托什（K. C. Santosh）[电气与电子工程师协会（IEEE）高级会员]是美国南达科他大学（USD）计算机科学系的助理教授和研究生项目主任，是马来西亚泰莱大学计算与IT学院的副教授（访问）。在加入USD之前，Santosh博士曾在美国国家医学图书馆（NLM）、美国国立卫生研究院（NIH）担任研究员。他曾在法国洛林大学LORIA研究中心担任博士后研究科学家，与法国ITESOFT（工业合作伙伴）直接合作。他在法国洛林大学获得计算机科学博士学位，在泰国国立法政大学获得计算机科学硕士学位。Santosh博士在模式识别、图像处理、计算机视觉、人工智能和机器学习方面拥有丰富的专业知识，在医学图像分析、图形识别、文档信息内容开发和生物识别技术方面具有丰富的应用经验。他发表了120多篇同行评审的研究文章和出版了两本著作（Springer出版社）；他还主编了其他专著（Springer、Elsevier和CRC出版社）、期刊论文（Springer出版社）和会议论文集（Springer出版社）。Santosh博士是《国际机器学习与控制论杂志》（Springer出版社）的副主编。

萨米尔·安塔尼（Sameer Antani）是美国利斯特·希尔国家生物医学交流中心（Lister Hill National Center for Biomedical Communications）的科学家和（代理）主任，该中心是美国马里兰州贝塞斯达NIH下属的NLM的校内研发部门。他是一位多才多艺的高级研究员，领导了多项科学和技术研究，推进了计算科学和工程在生物医学研究、教育和临床护理中的作用，研究并解释了生物医学运用中的自动化决策支持行为的机器智能方法。此外，他利用自己在生物医学图像信息学、自动医学图像解释、信息检索、计算机视觉及计算机科学和工程技术方面的专业知识开展研究。他的贡献包括自动筛查负担沉重的疾病，例如，①用数字胸部X线图像对HIV阳性患者进行结核病检测；②用宫颈醋酸白化的图像、液体巴氏涂片全玻片图像和宫颈活检组织病理学图像分析女性宫颈癌；③用自动化方法在厚血涂片和薄血涂片的显微镜图像中检测疟原虫。他的其他贡献包括功能性MRI（fMRI）模拟用于大脑研究和相似性检索，分析青光眼的眼底图像及OPEN-i®生物医学图像检索系统，该系统提供了文本和视觉搜索功能，可从约120万篇NLM的PubMed Central® Open-Access文章和其他图像数据集中检索超过370万张图像。Antani博士是国际光学和光子学学会（SPIE）、电气与电子工程师协会（IEEE）的高级会员。他担任IEEE计算生命科学专委会（TCCLS）的计算医学副主席。

D. S. 古鲁（D.S. Guru）是计算机科学系的教授。他以在图像处理和模式识别领域的贡献而闻名。他是卡纳塔克邦政府科学技术部研究出版物奖的获得者。他指导了超过

15名博士研究生，目前正在指导更多博士生。他在学士和硕士教育机构中都担任过职务。获得迈索尔大学博士学位，并在密歇根州立大学PRIP实验室从事博士后工作。曾担任Elsevier Science、Springer和IEEE Transactions等主办的国际期刊的审稿人。他曾在许多国际会议和研讨会上担任主持和作演讲。他是3本教科书的合著者、3本论文集的合著者，并在同行评审期刊和论文集上发表过许多研究文章。

尼兰坚·戴伊（Nilanjan Dey）是印度加尔各答印度技术学院信息技术系的助理教授。他是英国雷丁大学的访问学者。2012～2015年，他是全球生物医学技术公司的名誉访问科学家，并于2015年在贾达普大学获得博士学位。担任 *International Journal of Ambient Computing and Intelligence* 的主编，也是 *IEEE Access* 和 *International Journal of Information Technology* 的副主编。他是 *Springer Tracts in Nature-Inspired Computing* 的系列联合编辑、*Advances in Ubiquitous Sensing Applications for Healthcare* 的系列联合编辑、*Computational Intelligence in Engineering Problem Solving* 和 *Intelligent Signal Processing and Data Analysis* 的系列编辑。主要研究方向包括医学影像、机器学习、计算机辅助诊断、数据挖掘等。他是国际信息处理联合会（IFIP）青年ICT小组的印度大使。2015～2017年，他被评为印度计算机科学领域十大发表论文最多的学者之一。

译者前言 ....

　　《医学影像：人工智能、图像识别和机器学习技术》是一部医工交叉方向的学术著作，本书深入介绍了人工智能、图像识别和机器学习等方法在医学方面的应用，着重介绍了医学图像分割、标记与处理、计算机辅助诊断系统的研究与应用及疾病的识别与鉴别诊断等方面的知识体系，旨在将医学成像领域先进的医工交叉融合技术提供给读者。

　　本书共10章，从不同的方向和侧重点，结合相关领域的研究进展，阐述了人工智能、图像识别和机器学习等方法在医学方面的应用。本书用综述的形式展示了相关研究成果的原始资料，具有很强的指导性和参考性。本书的撰写方式比较简洁，但内容涵盖的信息量巨大，让读者可以在短时间深入了解与医学影像的分割、识别和标记及处理等相关的原理、技术和研究方向。就像原著中提到的，本书非常适合作为医工专业交叉融合方向的初级研究者的工具书，也适合智能医学工程、人工智能、生物医学工程、智能医学影像等方向的研究生、本科生作为教材使用。这也是我们着手翻译本书的初衷，因为智能医学工程专业在中国是个新兴的专业，医工交叉方向的教材及参考书等体系化建设尚在逐步完善中，本书的翻译和出版可以为新医科的建设和课程体系的完善提供参考。

　　本书内容具有独立性，又形成完整的体系，深入讨论了与医学影像相关的人工智能技术在疾病诊断与评估中的应用场景，对于医工交叉的学生及对此感兴趣的医学从业人员、工学从业人员来说，都是一本不可多得的工具书。本书的翻译也邀请了医学和工学专业的专家，目的是尽量体现原著的学术性、知识性。所有译者都对本书倾尽全力，反复研读原文，查阅文献，逐字逐句推敲，力求完整、精准地表达原著文意，衷心感谢大家的辛勤付出！

南昌大学第二附属医院

（龚良庚）

本书旨在通过使用人工智能（AI）、图像识别（IR）和机器学习（ML）算法/技术为医学成像领域提供先进或最新的技术。一张图像胜过千言万语，这意味着图像识别可以在医学成像和诊断中发挥至关重要的作用。图像形式的数据/信息（即一组像素）可以通过AI、IR和ML来学习，因为不可能聘请专家来处理这么多的大数据。本书涵盖了几个不同的主题，如结核病（TB）检测、放射学与泌尿系统的应用、癫痫发作的检测、非小细胞肺癌的组织学分类、骨关节炎的分类（基于膝关节X线图像）、非增殖性糖尿病视网膜病变分类、骨折的检测与标记（基于CT图像）、三维成像的应用（快速回顾）及病理医学成像与分割。

在第1章中，作者讨论了胸部X线片中结核病检测模型的堆叠泛化。结核病是一种空气传播的感染性疾病，也是与抗生素耐药性相关死亡的常见原因。在资源有限的情况下，可能严重缺乏解读放射学图像的专业知识，此时需要基于图像分析的计算机辅助诊断（CAD）工具。这些工具之所以具有重要意义，是因为它们有望减轻缺乏足够放射学资源国家的人员筛查负担。具体地说，作者报告了卷积神经网络（CNN）的使用，这是一类深度学习（DL）模型。我们观察到，这些工具通过端到端的特征提取和分类在视觉识别任务上提供了有价值的结果。此外，集成学习（EL）方法联合多个模型可以提供有价值的预测，因为它们可以将不同学习算法的智能进行融合。

在第2章中，作者全面介绍了人工智能（AI）工具如何应用于放射学和泌尿系统造影协助医学成像。作者确信，误诊患者约占死亡患者的10%，占住院期间发生不良事件者的6%～17%。每年总共约有2000万个放射学相关的误诊，这些误诊涉及30 000名执业放射科医师，平均每位执业放射科医师每年误诊数略低于700个。误诊与临床推理有关，包括智力、知识、年龄、精神/情感状态、经验、身体状态（疲劳）和性别（男性更喜欢冒险）。以上因素，以及世界上多达2/3地区没有足够的放射学专家，使得在医学成像中使用人工智能显得更迫切，其中一个重点就是机器学习。此外，在放射学操作（尤其是超声检查）中，操作者的依赖性促使研究人员开发了类似于组织病理学的自动图像解读技术。人工智能现在可以将图像分析与诊断结果实时连接起来。人工智能有可能协助疾病的护理、教学和诊断。根据市场研究公司Tractica的数据，到2021年，全球虚拟数字助理市场达到160亿美元。术语"机器学习"适用于放射组学，用于描述定量成像特征的高通量提取，目的是从放射图像创建可挖掘的数据库。

在第3章中，作者讨论了基于头皮脑电图（EEG）信号的癫痫发作的早期检测。他们的研究旨在使用经验模态分解（EMD）算法和基于机器学习的分类器检测癫痫发作，该分类器的实际应用价值足够大。他们对24名顽固性癫痫发作的儿科患者的脑电图数据进行了详尽的测试。他们的工具可能成为实时癫痫发作检测的潜在方法。

在第4章中，作者报告了分形分析（FA）在非小细胞肺癌（NSCLC）组织学分类中的价值。这种类型的癌症占所有肺癌的85%，其无创评估有助于确定适当的治疗方法。在这项研究中，作者观察了影像组学的使用和分形分析在决策中的应用，使用肺部CT图像对NSCLC进行组织学分类。他们的研究再次表明，分形分析可以在放射组学中发挥至关重要的作用，提供有关肿瘤总体积（GTV）的结构信息，并有助于肿瘤定性。

在第5章中，作者使用多种特征对膝关节骨关节炎（OA）的X线图像进行分类。OA是一种常见于膝关节、髋关节和手关节的疾病，它会导致软骨丢失。OA患者在关节运动过程中会感到剧烈疼痛、僵硬和摩擦感。作者认为，使用传统的机器学习分类器提取几种不同的特征，如边缘、曲率和纹理，可以提高分类［正常和（或）异常］的能力。

在第6章中，作者解释了如何对非增殖性糖尿病视网膜病变（NPDR）进行检测和分类。NPDR始于血液或液体从视网膜血管渗漏，并损害视网膜。NPDR是糖尿病视网膜病变的早期阶段，分为轻度、中度和重度3个阶段。经过测试，使用人工神经网络实现了94%的分类准确率。

在第7章中，作者解释了图像分割的使用，使图像区域标记变得更加容易。在作者的研究中讨论了CT图像中的骨折检测和标记。CT图像是评估创伤或事故引起的骨损伤的严重程度和预后的重要资料。同样，骨折检测也是一项非常具有挑战性的任务。在作者的工作中，作者开发了一种计算机辅助诊断系统，该系统不仅通过患者特定的骨骼解剖结构精确地提取并为每个骨折块分配唯一的标签，而且还有效地去除了被骨组织包围的不需要的伪影（如肌肉软组织）。在作者的测试（真实的患者特异性CT图像）中，作者报道最高可能达95%的准确率。

在第8章中，作者对生物医学应用中的三维成像进行了系统综述。容积可视化或三维成像领域充满活力，是科学可视化中发展最快的领域之一。作者专注于从采集的容积数据集创建高质量的三维图像，以深入了解基础数据。在这项工作中，作者主要回顾了主要应用于生物医学领域的最新容积可视化技术的详细信息。此外，作者还提供用于容积可视化的常用工具和数据库并讨论了几种应用。

在第9章中，作者讨论了医学成像中病理学数字化的演变。作者阐述了病理切片数字化的演变，指出了病理学在预测疾病、最大限度地减少工作量及通过病理诊断阐明疾病信息方面的优势。例如，检查微小组织会得到相关检查数据，这些数据能够使病理学家进行准确的分析并对治疗提供帮助。

在第10章中，作者对基于参数化技术的病理医学图像分割进行了快速回顾。在作者的研究中提到了几种不同的分割技术。此外，作者对这些技术（公开可用）做了比较，以帮助读者找到合适的技术。

编 者

目 录 ...

第 1 章

用于改进胸部X线片结核检测的一种新型堆叠集成模型

Sivaramakrishnan Rajaraman，Sema Candemir，Zhiyun Xue，
Philip Alderson，George Thoma，Sameer Antani

1.1 引言

　　结核病（tuberculosis，TB）是一种由结核分枝杆菌引起的传染病。根据2018年世界卫生组织（World Health Organization，WHO）发布的报告，当年新增约1000万结核病病例，然而仅640万例（64%）患者接受治疗。60%以上的感染者分布在印度、中国、巴基斯坦、南非和尼日利亚等国家。胸部X线（chest X-ray，CXR）片也称为胸片或胸部摄影，是一种常见的用于诊断胸部及其内部结构疾病的成像方式。CXR诊断已经彻底改变了结核病诊断方式，并且在感染诊断方面具有可信度。临床医师结合放射学报告对感染患者开展治疗。常规检查包括后前位（posterior-anterior，PA）胸片和侧位胸片，用以诊断疾病并提供诊断证据。图1.1显示了一些异常和正常CXR片的实例。

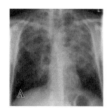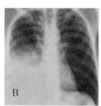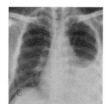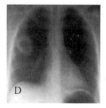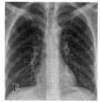

图1.1　CXR片

A.两肺上野透亮度减低合并囊性病变；B.右侧胸腔积液；C.左侧胸腔积液；D.右肺空洞性肺病变；E.正常肺

　　随着数字成像技术的迅速发展，CXR在结核病筛查中的应用日益广泛。然而，在结核病流行地区，由于专业的放射影像解读知识匮乏，筛查效果并不理想，病例数量的增加也导致了疾病传播风险的上升。此外，研究表明，在CXR片的评分过程中，同一阅片者的多次阅片或不同阅片者之间的诊断结果存在显著差异性。因此，当前研究的焦点转向了研发经济实用的计算机辅助诊断（computer-aided diagnosis，CADx）系统。这些系统旨在协助放射科医师解读CXR片，并提高影像诊断的准确性和一致性。CADx系统在减少阅片者内部和阅片者之间的诊断差异性及检测异常方面展现出了显著的优

势。目前，已有几种采用传统图像分析和机器学习技术［如支持向量机（support vector machine，SVM）］的方法，为研发CXR分析的CADx工具奠定了坚实的基础。这些内容为本章提供了研究背景。数字X线摄片的普及使其成为系统筛查和分类算法中的便捷工具。相较于传统摄片，数字X线摄片在图像质量、安全性和费用方面显示出显著优势。CADx系统的合理应用和推广，对于提高检测准确性、减轻筛查过程中的人力负担具有重要意义。早期的CADx研究主要基于图像分割和灰度共生矩阵（grey-level cooccurrence matrix，GLCM）的纹理特征提取技术。例如，van Ginneken等开发了一种用于结核病检测的CAD系统，该系统采用了多尺度特征库进行特征提取，并使用加权最近邻分类器对结核病阳性和正常病例进行分类。该研究表明，在两个独立的CXR数据集中，曲线下面积（AUC）的值分别为0.986和0.82。Hogeweg等则提出了一种基于像素级纹理异常检测技术，其AUC值范围为0.67～0.86。然而，由于缺乏公共可用的CXR数据集，这些方法的比较研究受到了限制。

Jaeger等提供了一个用于结核病检测的公共CXR数据集。随后，Chauhan等在该公共CXR数据集上评估了所提出的技术。Melendez等则提出了一种使用SVM分类器的多实例学习方法，该方法以像素强度矩阵作为特征进行结核病检测。通过评估三个独立的CXR数据集，该方法获得的AUC值在0.86～0.91。Jaeger等提出了一种结合标准计算机视觉算法的方法，用于从CXR片中提取特征。他们首先勾画了肺部的感兴趣区域（region of interest，ROI），然后使用包括定向梯度直方图（histogram of oriented gradient，HOG）、局部二进制模式（local binary pattern，LBP）、Tamura特征描述符等在内的算法组合来提取特征。这些提取的特征随后经过二元分类器训练，用于区分正常病例和结核病阳性病例。目前，基于机器学习（machine learning，ML）方法并结合使用纹理和形态特征的CADx软件已上市。例如，CAD4TB是来自荷兰奈梅亨的图像分析组开发的CADx软件，在一系列检测肺部异常的研究中，AUC值的范围为0.71～0.84。另一项研究通过SVM分类器结合纹理和形态特征，实现了肺结核与正常病例的分类，AUC值达到0.87～0.90。然而，纹理特征在不同成像模式下的性能表现并不一致。当这些特征能与疾病相关联，它们就表现良好，但在解剖部位和具有复杂外观的图像重叠的情况下则表现欠佳。除了纹理特征，如词袋（bag-of-words，BOW）之类的特征描述符也被用于区分正常和异常的CXR。该方法通过一组视觉词来表示图像，这些视觉词由基于局部/全局特征描述符提取的特征词汇表构成。然而，大多数CADx研究仍然依赖于手工勾画的特征，这些特征需要专业知识来分析图像并评估ROI形态和特征的可变性。另外，深度学习（deep learning，DL）模型通过学习逐层表示，以逐渐抽象的方法对数据进行建模。这些模型也称为分层ML模型，它们使用非线性处理单元的级联层进行端到端特征提取和分类。卷积神经网络（convolutional neural network，CNN）是一类DL模型，在与图像分类、检测和定位等相关的任务中获得了显著成果，因为它们无须手动选择特征即可提供有价值的结果。与SVM等基于内核的算法不同，DL模型随着训练样本和计算资源数量的增加而展现出更好的性能。

医学图像包含身体内部的视觉信息，有助于临床分析和医学干预。这些图像是特定身体的内部结构图像，几乎与自然图像没有共同点。针对这种情况，定制化的CNN经过针对基础生物医学图像进行训练，能够学习"特定任务"的特征，从而提高诊断的准确性。通过优化定制模型的参数，可以进一步提升其性能。学习到的特征和显著的网络激活可以通过可视化技术展示，以支持模型适应并学习这些特定任务特征的过程。然而，定制CNN的性能提升往往依赖于大量标记数据，而在生物医学应用中，这些数据往往难以获取。为了解决这个问题，迁移学习（transfer learning，TL）方法被广泛应用，其中DL模型在大规模数据集上进行了预训练。这些预训练模型既可以用作视觉识别任务的初始化，也可以用作底层数据的特征提取器。有多种预训练的CNN可供选择，如AlexNet、VGGNet、GoogLeNet及ResNet等，它们从大规模数据集中学习和提取综合特征，并将这些知识转移到底层任务中，作为特征提取器在广泛的视觉识别应用中表现出色，提取的特征通常优于手动获取的特征。文献研究表明，预训练的CNN被成功应用于检测CXR中的胸腔积液和心影增大。将预训练模型的性能与对手工特征操作的分类器的性能进行比较，包括LBP和PiCo描述符。据观察，预训练的CNN和PiCo特征的组合在评估心影增大和右侧胸腔积液上具有最高的AUC值，分别为0.89和0.93。Hwang等首次将CNN应用于结核病检测，他定制了AlexNet架构，并在私有CXR数据集上进行了训练。尽管使用随机权重初始化得到的结果并不乐观，但使用预训练的权重进行训练后，模型表现良好，准确度达到0.77，AUC值为0.82。该模型在公开的蒙哥马利和深圳数据集上也取得了良好的性能，准确度分别为0.674和0.837。另一项研究同样证明了CNN在结核病检测中的应用，该研究使用了AlexNet架构的一个变体作为自定义CNN模型，并在包含约10 000幅图像的私有CXR数据集上进行训练。尽管使用具有随机权重初始化的自定义模型取得的结果并不理想，但采用预训练的CNN在蒙哥马利和深圳数据集上取得了更佳的CXR诊断结果，AUC值分别达到了0.884和0.926。在另一项研究中，作者评估了DL模型在检测正位CXR异常方面的准确性和稳定性。通过使用Qure AI工具处理去标记的X线片，并生成及记录评分，与放射科专家为评估肺门增大、肺部透亮度减低、胸腔积液和心影扩大而建立的参考标准（standard of reference，SOR）进行比较。结果显示，DL模型和测试放射科医师的AUC值分别为0.837～0.929和0.693～0.923。DL模型在评估肺部透亮度变化方面的AUC值最低，为0.758。然而，对于这些异常情况的检测，DL模型和SOR之间的差异在统计上并不显著。在最近的一项研究中，预训练的CNN被用作结核病检测的特征提取器。该研究提出了三种不同的方案，用于预训练的CNN从CXR中提取特征，以提高结核病检测的准确性。该研究使用了公开可用的CXR数据集，并展示了其性能的优越性。

集成学习（ensemble learning，EL）的开创性研究证明，多个、多样化且准确的基础学习器可以协同工作，逐步构建强大的学习器。模型集成的生成可以分为同构方法和异构方法。在同构方法中，基础学习器使用相同的学习算法，但对训练数据和学习参数设置不同，如Bagging和Boosting方法。而异构方法则通过不同学习算法来生成基础学习器，并采用不同的融合策略来组合基础学习器做出的决策。多数投票是一种常用的融合方法，其中基础学习器为特定类别投票，预测的类别通过获得多数选票来确定。此外，还使用了简单平均和加权平均方法。堆叠也称为堆叠泛化，是一种最佳组合技术，当每个基础学习器表现最好时，它会突出显示，而当它提供次优性能时会拒绝。图1.2给出了这个概念的图形表示，该方法引入了二级元学习器的概念，可优化单个基础学习器的组合。

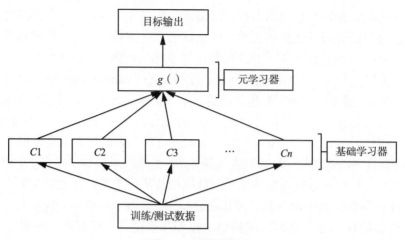

图1.2 堆叠的概念

　　基础学习器是多种多样的。它们在数据中产生不同的错误，并且在特征空间的不同区域中是准确的。单个基础学习器由 $C = \{C1, C2, \cdots, Cn\}$ 表示，其中"n"是基础学习器的数量。元学习器 $g(\ )$ 学习单个基础学习器如何犯错误，并估计和纠正其偏差。由于DL和EL在构建非线性决策函数方面都具有其特定的优势，因此两者的结合可以有效地处理与分析、理解底层数据相关的任务。然而，在结核病检测方面，关于集成模型的研究文献相对较少。在Lakhani和Sundaram进行的唯一一项研究中，作者评估了一组深度CNN在CXR中检测结核病的效果。该研究使用了公开可用的CXR数据集、预训练和未经训练的CNN，并在性能最佳的模型上进行了集成。研究结果表明，随着数据集增强，预训练CNN的集成性能相比其他模型更好，灵敏度达97.3%。

　　本研究旨在评估堆叠模型集成的性能，该集成使用手工特征描述符、定制和预训练的CNN，旨在将各种假设最有效地结合起来，从而提高从PA CXR图像中检测结核病的准确性。研究提出了四个不同的方案：在第一个方案中，使用包括GIST、HOG和SURF在内的局部和全局特征描述符从CXR片中提取特征。这些提取的特征用于训练SVM分类器，以区分正常和异常CXR片。第二个方案中，评估了基于CNN的定制DL模型的性能，该模型学习特定任务的特征以对结核病阳性和健康对照进行分类。该模型通过在最小化分类误差的过程中执行贝叶斯优化，来优化其架构和超参数。在第三个方案中，使用四种不同的预训练CNN模型从CXR片中提取特征，并在这些特征上训练SVM分类器以检测结核病表现。在最后一个方案中，实施了来自不同方案的堆叠模型，以评估它们在疾病检测方面的整体性能。这项工作的贡献如下：①比较分析局部/全局特征描述符（包括SURF和GIST、HOG）对结核病阳性和健康CXR片分类的性能；②提出基于CNN的定制DL模型，针对其架构和超参数进行优化，以学习特定任务的特征；③可视化定制模型中的学习特征和显著网络激活，以了解学习动态；④比较预训练DL模型作为底层任务特征提取器的性能；⑤评估堆叠模型集成的性能，以提高结核病检测的准确性。

1.2 材料与方法

1.2.1 数据收集与预处理

本研究在四个 CXR 数据集上进行评估,其中包括由美国国家医学图书馆(National Library of Medicine,NLM)维护的两个公开可用的数据集,分别来自美国马里兰州蒙哥马利县和中国深圳。蒙哥马利系列中的 CXR 片的像素分辨率为 4892×4020 或 4020×4892。深圳系列中的 CXR 片的像素分辨率为 3000×3000。蒙哥马利数据集中有 58 名结核病阳性病例和 80 名健康对照者。深圳数据集共有 662 幅 CXR 片,其中 336 幅结核病阳性 CXR 片和 326 幅健康对照图片。这些数据集的基本信息以临床发现的形式提供,并大致标明了 CXR 片中的异常位置。这些数据集的获取和共享免于美国国立卫生研究院(National Institutes of Health,NIH)IRB 审查(#5357)。第三个数据集来自印度,通过新德里的国家结核病和呼吸系统疾病研究所获得,并由相关作者提供。该数据集包括来自不同 X 线机的两个 CXR 集合子集,其中结核病阳性和正常病例的 CXR 片的数量均衡分布。印度系列中的 CXR 片的像素分辨率为 1024×1024 至 2480×2480。此外,该数据集提供了正常和异常类的全局注释作为 GT 标签。此数据集中的结核病病灶很明显,并且分布在整个肺部。第四个数据集是从肯尼亚获得的私人 CXR 数据集(非政府组织),根据与肯尼亚埃尔多雷特(Eldoret)Moi 教学和转诊医院签订的回顾性研究协议,并在印第安纳大学医学院的协助下,通过医疗保健的学术模型(Medicine and Academic Model Providing Access to Healthcare,AMPATH)项目获得。该数据集包含 238 幅异常 CXR 片和 729 幅健康对照图片。疾病标签可作为由放射科专家提供的基于肺区的临床信息。肯尼亚系列中的 CXR 片的像素分辨率为 2004×2432 或 1932×2348。

数据集包括 PA CXR,其中除了肺以外的区域,还包含与肺结核病检测无关的其他区域。为解决模型可能因学习与检测肺结核无关的特征而导致次优性能的问题,采用了基于非刚性配准的解剖图谱的方法,对构成 ROI 的肺区域进行分割。该分割方法遵循基于内容的图像检索策略,通过使用 Bhattacharyya 相似性度量和部分 Radon 变换来识别与患者 CXR 相似的训练示例。为了标记患者 CXR 的训练区域,利用 SIFT-flow 算法创建了患者特定的肺形状解剖模型。随后,通过图形切割优化和定制的能量函数来进一步提取出精细的肺边界。图 1.3 展示了使用所提出的方法检测到的肺部区域和分割肺部区域的 CXR 实例。

肺分割后,将生成的图像裁剪为包含所有肺像素的边界框的大小。通过应用限制对比度的自适应直方图均衡(CLAHE)来增强所得图像的对比度。

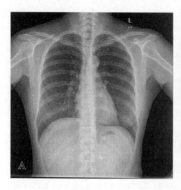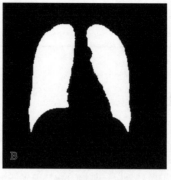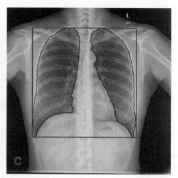

图1.3　肺ROI分割

A. CXR；B.标记的肺区域；C.分割的ROI

1.2.2　方案1——使用局部/全局特征描述符进行特征提取和使用SVM进行分类

在第1个方案中，评估了全局描述符（包括GIST和HOG）及局部描述符（包括SURF）在识别结核病表现方面的性能。预训练的CNN需要对基础数据进行下采样以适应输入层的特定要求，这一过程可能会丢失许多与结核病感染迹象有关的潜在可用信息。为了克服这一难题，最好方法是使用局部/全局特征描述符，从整个CXR图像中提取判别信息，而无须严格下采样。GIST特征描述符总结了与给定图像中不同区域的梯度、方向和比例有关的信息，以提供对图像的稳定描述。该过程将图像过滤成低级特征，包括空间中多个尺度的强度、颜色、运动和方向。GIST通过捕获这些特征以识别与邻近组织显著不同的图像位置。在给定输入图像中，GIST描述符将图像与32个Gabor滤波器在4个不同的尺度和8个不同的方向上进行卷积，生成总共32幅与输入图像大小相同的特征图。该过程计算了给定图像的低频和高频重复梯度的方向。然后，用4×4方形网格将每一个特征图划分为16个区域，并对每个子区域内的特征值进行平均。最后，将来自16个子区域的平均值连接到32个不同的特征图，从而为给定图像生成总共512个GIST描述符。在整个数据集中，本研究使用了每个尺度8个方向和4个块来提取特征。

Dalal和Triggs引入了HOG特征描述符，并将其用于目标检测任务的计算机视觉应用中，其目的是计算局部图像区域中出现的梯度方向。HOG通过测量在重叠方向仓中汇集的一阶图像梯度，给出图像的压缩和编码版本。它能够计算不同梯度方向并保持几何不变性和光度变换。该过程包括计算梯度、创建单元直方图，以及生成和规范化描述符块。HOG计算给定图像的梯度方向并绘制这些方向的直方图，给出在给定路径中具有特定方向的给定梯度存在的概率。为了保留与局部结构有关的信息，特征提取过程在小块上重复进行，并且最终将块状特征连接成特征向量。HOG描述符在单元格均匀间隔的密集网格上计算，并使用重叠的局部对比度归一化来提高准确性。单元体积的增加有助于大规模捕获空间信息。一个组块由多个单元组成，减小组块大小有助于捕捉局部像素的重要性并抑制光度变化。在该方案中，相邻组块之间重叠的单元数被选择为组块大小的一半，以确保对比度的充分归一化。单元大小是变化的，并将结果在数据集中可视化，以观察特征向量中编码的形状信息量的变化程度。同时，可视化了在捕获局部像素的重要性和抑制由光度变化引起的变化过程中减小组块大小的效果。根据经验评估了提供最佳准确度的单元大小参数、箱数和组块大小的值，并将其分别设置为［32 32］、9和［2 2］。

BOW是一种从信息检索领域调整到计算机视觉应用的技术。与文字相反，图像不包含文字。因此，该方法使用自定义特征描述符创建从图像中提取的特征包，并构建视觉词汇表。在这项研究中，加速鲁棒特征（speeded-up robust features，SURF）被用作特征描述符，通过使用基于Hessian矩阵的斑点检测器的行列式的整数近似来检测给定图像中有意义的关键点。通过采用网格方法选择跨CXR片的特征点位置，并从所选位置提取SURF。选择一个网格步骤，并从正常和结核病阳性类别的CXR片中提取特征。平衡图像类别中的特征数量以提高聚类。使用K均值聚类通过特征空间量化降低特征的维度来创建视觉词汇表。将图像编码成特征向量，并将图像类别中的编码训练样本输入到SVM分类器中，将其分为结核病阳性和正常类别。本研究使用［8 8］网格步长和500个集群跨数据集。采用嵌套交叉验证方法对这个方案进行评估，在外部循环中，对所有数据集进行了五重交叉验证；在内部循环中，执行贝叶斯优化，通过改变SVM分类器的参数（包括框约束、核尺度、核函数和多项式阶数）来最小化分类误差。选择的范围包括分别用于框约束、核尺度和多项式阶数的［1e-3 1e3］、［1e-3 1e3］和［2 4］。对于核函数，优化过程在线性、高斯、RBF和多项式核之间进行搜索。图1.4显示了该方案中涉及的步骤。

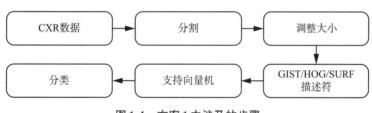

图1.4 方案1中涉及的步骤

1.2.3 方案2——使用定制的CNN进行特征提取和分类

在第2个方案中，笔者针对结核病检测任务评估了定制的CNN模型。如前所述，优化定制模型以学习特定任务的特征更有意义。训练/验证拆分是随机的（70/30）。图像被下采样到224×224像素分辨率，训练样本通过在［-5 5］像素范围内进行水平和垂直平移，以及在［-10 10］像素范围内进行旋转来增强图像，以防止模型过度拟合。通过只增加训练数据的方法以适应突然镜像、翻转和无法大量旋转的部署场景。图1.5显示了该方案中涉及的步骤。应用贝叶斯优化来为在不同数据集上训练的自定义CNN找到最佳网络参数和训练选项。

应用贝叶斯优化维持目标函数的高斯过程模型的最小化来优化不可微分、不连续函数，并执行训练的目标函数评估，从而获取底层数据的最佳模型参数。

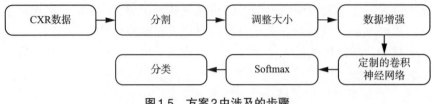

图1.5　方案2中涉及的步骤

笔者指定了定制CNN的框架。其中每个CNN组块包含一个卷积层，然后是批量归一化和校正线性单元（rectified linear units，ReLU）层，在卷积层中添加填充，以确保空间输出维度与原始输入相匹配。为了确保卷积层之间的计算量大致保持不变，过滤器的数量增加了两倍，并且每次使用最大池化层。在各层中统一使用3×3的过滤器大小。给定层中的过滤器数量被选择为$1/\sqrt{\text{网络深度}}$，以便具有不同网络深度的定制CNN具有大致相同的参数数量，并且每次迭代需要相同的计算成本。每个卷积层中的初始过滤器数量被选择为[round（图像尺寸/$\sqrt{\text{网络深度}}$）]。选择要优化的变量并指定搜索范围。这些范围包括网络深度［1 3］、学习率［1e-3 5e-2］、随机梯度下降（stochastic gradient descent，SGD）动量［0.8 0.99］和L2正则化参数［1e-10 1e-2］。贝叶斯优化过程的目标函数将优化变量的值作为其输入值，用于在不同数据集上训练定制的CNN，并返回分类错误，最后记录分类误差最小的贝叶斯优化参数。

1.2.4　方案3——使用预训练的CNN进行特征提取和使用SVM进行分类

在第3个方案中，评估了预训练的CNN作为特征提取器对结核病阳性和健康CXR片进行分类的性能。图1.6显示了该方案中涉及的步骤。在该方案中评估了最先进的CNN模型，包括AlexNet、VGG-16、GoogLeNet和ResNet-50。对构成肺部的分段ROI进行下采样以匹配预训练模型的输入尺寸。每一层预训练的CNN会为给定的图像生成激活。早期层捕获包括斑点、边缘和颜色在内的原始特征，而深卷积层将这些特征抽象成更高级别的特征，以呈现更丰富的图像表示。这些特征是从分类层之前的层中提取的，用于训练SVM分类器（图1.6）。与方案1相同，执行嵌套交叉验证来评估该方案。在内部循环中，通过贝叶斯优化，改变SVM参数来最小化交叉验证误差。将SVM参数范围设置为框约束［1e v-3 1e3］、核尺度［1e-3 1e3］和多项式阶数［2 4］。对于核函数，优化方法在线性、高斯、RBF和多项式核之间进行选择。

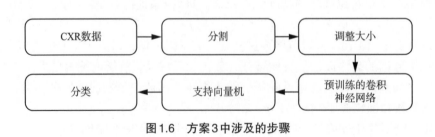

图1.6　方案3中涉及的步骤

1.2.5 方案4——构建堆叠模型集成

文献展示了局部/全局特征描述符及定制和预训练的CNN在医学图像分类中的使用。然而，目前还没有最先进的手段来评估这些方法对结核病检测的叠加泛化性能。研究已经表明，一般情况下，可以使用堆叠模型集成来提高分类器的性能，该集成模型组合了多个不同的基础学习器，这些基础学习器通过元学习器产生独立的错误。这些基础学习器使用不同的学习算法来过拟合特征空间中的不同区域，因此，堆叠的集成通常是异构的。在最后一个方案中，通过创建来自不同方案模型的堆叠泛化，以找到提高结核病检测准确性的最佳堆叠集成模型，将方案1（E［P1］）、方案1和方案2（E［P1，P2］）、方案1和方案3（E［P1，P3］）、方案2和方案3（E［P2，P3］），以及方案1、方案2和方案3（E［P1，P2，P3］）中的模型创建堆叠集成。图1.7显示了该方案中涉及的步骤。

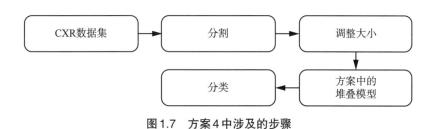

图1.7 方案4中涉及的步骤

图1.8显示了来自不同方案的堆叠模型的示意图。堆叠模型集成使用来自不同方案的模型的最佳参数值进行构建，并通过五重交叉验证进行评估。模型集成由两个层次组成，第一层（0级）是来自不同方案的模型构成多样化的单个基础学习器。M表示训练数据中的行数，N表示基础学习器的数量。一个$M \times N$矩阵及训练样本的原始响应构成了0级预测。用基础学习器的预测来训练元学习器，元学习器是一个逻辑回归分类器，用于估计二元响应的概率，基础学习器和元学习器的堆叠集成用于对测试数据进行预测。在这项研究中，使用了 Windows® 系统和 Intel® Xeon® CPU E5-2640v3 2.60GHz 处理器、1TB 硬盘空间、16GB RAM、支持 CUDA 的 Nvidia® GTX 1080 Ti 11GB 图形处理单元（GPU）、Matlab® R2017b、Weka® 3 ML 软件和用于 GPU 加速的 CUDA 8.0/cuDNN 5.1 依赖项。

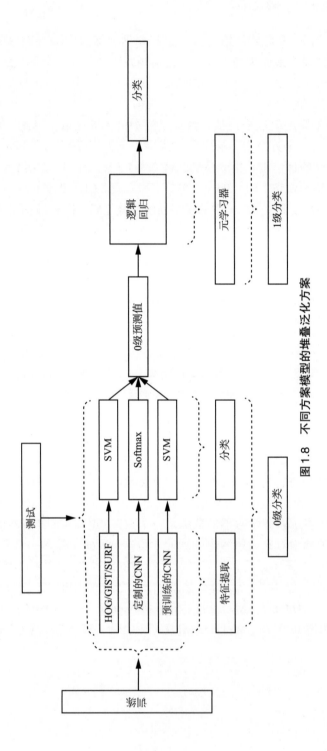

图 1.8 不同方案模型的堆叠泛化方案

1.3　结果与讨论

在方案 1 中，使用了包括 GIST 和 HOG 在内的全局描述符，以及包括 SURF 在内的局部描述符来识别结核病的表现。对于中国深圳、美国蒙哥马利、肯尼亚和印度的数据集，分别将其图像下采样至 3072×3072、4096×4096、2048×2048 和 1024×1024 的像素分辨率。表 1.1 展示了使用不同特征描述符在准确度和 AUC 方面的结果。具体来说，对于深圳数据集，使用 GIST 特征和 SVM/RBF 获得了最佳结果，准确度达到 0.845，AUC 值为 0.921。在美国蒙哥马利数据集中，使用 SURF 和 SVM/RBF 的 BOW 模型表现出优异性能，准确度为 0.775，AUC 值为 0.845。肯尼亚数据集的 HOG 特征和 SVM/Gaussian 在准确度方面表现得更好，而 GIST 特征和基于 RBF 内核的 SVM 分类器给出了 0.748 的最佳 AUC 值。印度数据集的 GIST 特征和 SVM/RBF 表现出卓越性能，准确度为 0.882，AUC 值为 0.961。由此可以观察到，在基础数据上没有任何特征描述符能在所有数据集中表现得同样好。这可能由于整个胸部 X 线图像数据集是使用不同的机器和不同的像素分辨率收集的，导致了图像特征的多样性和复杂性。

表 1.1　方案 1——基于 GIST、HOG 和 SURF 描述符的特征提取和基于 SVM 的分类

数据集	准确度			AUC 值		
	HOG	GIST	SURF	HOG	GIST	SURF
中国深圳	0.841	**0.845**	0.816	0.917	**0.921**	0.890
美国蒙哥马利	0.708	0.750	**0.775**	0.772	0.817	**0.845**
肯尼亚	**0.683**	0.667	0.672	0.741	**0.748**	0.747
印度	0.880	**0.882**	0.864	0.947	**0.961**	0.938

局部/全局特征描述符是基于规则的特征提取机制，经过构建和优化以提高单个数据集的性能。因此，它们在数据集上的表现并不一致。值得注意的是，使用印度数据集获得的结果优于使用其他数据集获得的结果。在不同方案的结果表中也观察到类似的模式。印度数据集的一个值得注意的因素是，尽管数据集有限，但结核病表现很明显并且分布在整个肺部，这使特征描述符有机会捕获跨正常和异常类别的高度区分特征。肯尼亚数据集的性能最低，主要原因是该数据集在各个类别中的实例分布高度不平衡，其中有 729 幅健康对照图片，而异常 CXR 片只有 238 幅。而且这些患者都是免疫力低的 HIV 携带者，因此，即使在严重的情况下，这种疾病的表现也明显弱于普通结核病。此外，CXR 片是基于移动 DR 车筛选的结果，图像是基于存储盒的，即使经过 CLAHE 增强，图像分辨率仍不佳，这进一步降低了特征提取和分类的性能。对于蒙哥马利数据集，性能限制可能归因于数据集的有限大小及类别之间的不平衡程度，其中 40% 的样本为结核病阳性，而健康对照组为 60%。

在方案 2 中，研究者为每个数据集评估了定制的 CNN 模型，该模型经过优化，旨在

学习针对结核病检测任务的特定任务特征。图像被下采样到224×224像素分辨率。优化后的定制CNN模型的架构如图1.9所示。应用贝叶斯优化来找到定制模型的最佳网络参数和训练选项。表1.2显示了定制CNN针对不同数据集学习的参数最佳值，表1.3展示了自定义CNN在数据集中的性能测量结果。定制CNN对印度数据集的性能优于其他数据集，准确度为0.860，AUC值为0.937。然而，在肯尼亚数据集上，自定义模型的性能最低，其原因如前面所述。此外，由于数据稀缺，定制的CNN无法完全取得特定任务学习和分类的优势。尽管增加训练样本只是为了解决过度拟合的问题，但这并没有提高验证的准确性。

在优化的CNN模型中可视化了特定任务的特征和显著的网络激活，以了解学习动态。例如，为印度数据集采用优化的CNN模型，并将第二、第四、第六和第九卷积层的特征可视化，如图1.10所示。

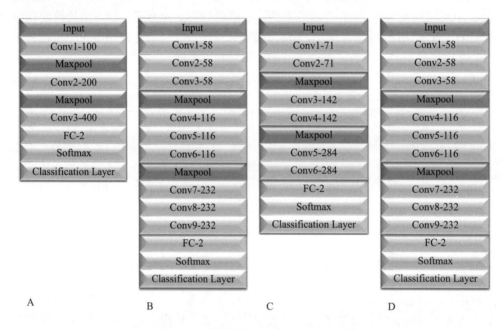

图1.9　针对不同数据集优化的CNN
A.深圳；B.蒙哥马利；C.肯尼亚；D.印度

表1.2　定制CNN模型的最优参数

数据集	学习参数			网络性能		
	动量	学习率	L2衰变	网络深度	准确度	AUC值
中国深圳	0.841	3.615×10^{-4}	1.608×10^{-10}	3	0.820	0.894
美国蒙哥马利	0.841	9.353×10^{-4}	1.448×10^{-8}	9	0.750	0.817
肯尼亚	0.845	3.949×10^{-4}	2.058×10^{-9}	6	0.698	0.761
印度	0.942	1.994×10^{-4}	3.600×10^{-3}	9	0.860	0.937

表1.3　方案2——基于模型的定制DL特征提取与分类

数据集	准确度	AUC值
中国深圳	0.820	0.894
美国蒙哥马利	0.750	0.817
肯尼亚	0.698	0.761
印度	0.860	0.937

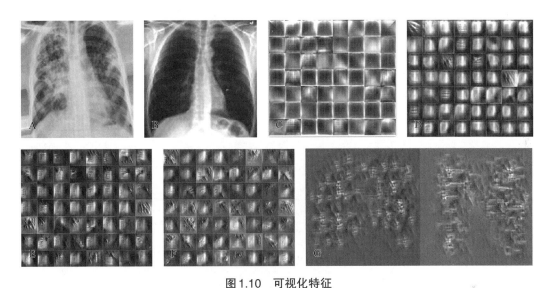

图1.10　可视化特征

A.异常CXR；B.正常CXR；C.第二卷积层；D.第四卷积层；E.第六卷积层；F.第九卷积层；G.全连接层

卷积层输出多个通道，每个通道对应输入层的过滤器，全连接层从早期层中提取特征并输出与图像类别对应的通道。

第二卷积层似乎主要学习颜色和边缘，表明通道是滤色器和边缘检测器。第四卷积层开始学习边缘和方向，第六和第九卷积层可以通过从早期层提取的原始特征来可视化构成形状的特定任务特征。模型末端的全连接层大致类似于异常类和正常类。该模型将视觉输入空间分解理解为过滤器的分层模块化网络及过滤器组合和标签集之间的概率映射。这与人类视觉皮层中编程的"看"不同。卷积过滤器的确切性质、层次结构及它们学习的过程与人类视觉皮层几乎没有共同之处，人类视觉皮层不是卷积的，并且被构造成皮层柱，其目的还有待充分探索。人类的视觉感知是连续的、主动的，并涉及运动控制，因此它与卷积过滤器存在显著差异。

此外，通过将激活区域与原始图像进行比较，来可视化显著的网络激活以发现学习的特征。将异常的CXR输入到优化的CNN模型中，并分析不同层的激活情况。通过研究一组输入图像上通道的激活情况来评估模型的性能。将生成的激活与原始图像的激活进行比较，如图1.11所示。CNN学习检测更深卷积层中的复杂特征，这些卷积层通过组合早期层的特征来构建其特征。因此，模型中最深卷积层的通道被视作观察图像上激活的区域，并与原始图像中的相应区域进行比较。对显示输入图像中异常位置的最高激活通道进行研究。所有激活都缩放到范围 [0 1]，当为强正向激活时，它们在可视化中呈现为白色像素，当为强负向激活时，它们呈现为黑色像素。当激活不够强时，它们呈现为灰色像素。通道激活中的像素位置对应于原始图像中的位置。通道显示为正向激活和负向激活。然而，由于卷积层之后的ReLU非线性，只研究了正向激活。ReLU层的激活显示了异常的位置。将双侧肺结核和正常肺的CXR输入模型，并提取显示网络通道激活的显著图和灰度图像。通过使用"喷射"颜色图，生成伪彩色图像以从感知方面获得更清晰、更吸引人的表现形式，从而使高于给定阈值的激活显示为鲜红色，其间有离散的颜色过渡。选择阈值以匹配激活范围并达到最佳可视化效果。生成的热图覆盖在原始图像上，热图中的黑色像素完全透明。从热图中观察到，定制模型精确地激活了异常的位置，并显示正常肺没有被激活。这意味着定制模型学习特定任务的特征并精确定位异常以帮助区分正常和异常类。

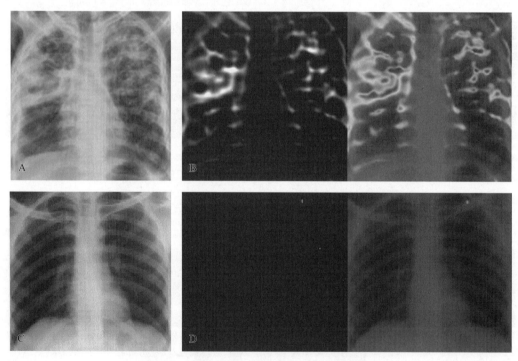

图1.11　可视化最深卷积层中的最高通道激活
A.显示双侧肺结核的CXR；B.激活/热图；C.正常肺；D.激活/热图

表1.4展示了方案3使用预训练的CNN进行特征提取和基于SVM/RBF的分类结果。为了适应所有数据集的不同预训练CNN的输入要求，图像被下采样到224×224和227×227的像素分辨率。在深圳数据集中，AlexNet获得了0.859的最佳准确度和0.924的AUC值。在蒙哥马利、肯尼亚和印度数据集中观察到类似的结果，在蒙哥马利数据

集中，AlexNet获得的最佳准确度和AUC值分别是0.725和0.817。印度数据集的AlexNet的准确度和AUC值分别为0.872和0.950，优于其他预训练的CNN。在肯尼亚数据集上观察到VGG-16的AUC值略好于AlexNet，但是AlexNet的准确度是高于其他预训练的CNN结果的。可以注意到，由于前面提到的原因，使用印度数据集获得的结果优于使用其他数据集获得的结果。在本研究评估的预训练CNN中，AlexNet在数据集上优于其他模型。ResNet-50和GoogLeNet的更深层逐渐复杂，特定于ImageNet数据集，不适合二进制医学图像分类的底层任务。对于像ImageNet这样的大规模数据集，较深层的网络优于浅层的网络，因为数据是多样化的，并且网络为大量可供选择的类别学习抽象特征。在本案例中，对于结核病检测的二元任务，数据的可变性要小几个数量级，而且深层网络似乎不是一个合适的工具。此外，文献研究表明，浅层网络的卷积特征比深层网络的特征具有更高的准确性，AlexNet等浅层模型在检测任务中提供了高准确度。此外，GoogLeNet和ResNet-50等预训练CNN的顶层可能过于专业化与复杂化，不是目标任务重复使用的最佳候选者。以上解释了在本方案中观察到的性能差异。

表1.4 方案3——基于预训练CNN的特征提取和基于SVM的分类

数据集	准确度				AUC值			
	AlexNet	VGG-16	GoogLeNet	ResNet-50	AlexNet	VGG-16	GoogLeNet	ResNet-50
深圳	**0.859**	0.829	0.768	0.819	**0.924**	0.901	0.870	0.893
蒙哥马利	**0.725**	0.717	0.678	0.676	**0.817**	0.757	0.648	0.616
肯尼亚	**0.693**	0.691	0.674	0.678	0.776	**0.777**	0.750	0.753
印度	**0.872**	0.812	0.796	0.812	**0.950**	0.892	0.888	0.902

注：粗体数值表示性能最佳模型的性能指标。

表1.5显示了使用来自不同方案的模型集成的最终方案的结果，与其他方案相比，所获得的结果是有价值的。在蒙哥马利和印度数据集的集成选择中，局部/全局特征的堆叠集成（E［P1］）具有相似的准确度，分别为0.875和0.960。然而，与蒙哥马利和印度数据集的其他堆叠集成相比，所有方案的集成（E［P1P2P3］）的AUC值最高，分别为0.986和0.995。这一结果不仅优于从任何单个方案中获得的结果，而且在所有数据集中都观察到类似的结果。创建堆叠集成的一个关键前提是基础学习器的准确性，并且所犯的错误应呈现低相关性。当有一批来自不同方案的模型时，正如从结果中观察到的那样，它们输出的结果是多样化的和准确的，且误差相关性较低，从而提高了集成的性能。

表1.6和表1.7比较了本研究中提出的不同方案的集成性能及关于结核病检测的文献中获得的结果。在大多数情况下，堆叠的集成结果都优于来自不同方案的结果。因此，所有方案的堆叠模型（E［P1P2P3］）优于其他研究中的模型。在准确度方面，如表1.6所示，来自所有方案（E［P1P2P3］）的堆叠模型的性能优于最先进的模型。在所有方案的集成模型中印度数据集的准确度最高为0.960，其次是深圳数据集的0.959、蒙哥马

利数据集的0.875和肯尼亚数据集的0.810。如表1.7所示，在AUC值上，可以观察到相似的情况，其中（E［P1P2P3］）与文献中讨论的结果相比，具有更高的AUC值。印度数据集的结果更佳，AUC值为0.995，其次是深圳数据集，AUC值为0.994，蒙哥马利数据集为0.986，肯尼亚数据集为0.829。从这些结果中可以看出，（E［P1P2P3］）在所有数据集上都取得了优异的结果。

表1.5 方案4——来自不同方案的模型集合

数据集	E［P1］		E［P1P2］		E［P1P3］		E［P2P3］		E［P1P2P3］	
	准确度	AUC值	准确度	AUC值	准确度	AUC值	准确度	AUC值	准确度	AUC值
深圳	0.934	0.955	0.944	0.980	0.934	0.991	0.944	0.78	0.959	0.994
蒙哥马利	0.875	0.875	0.875	0.927	0.875	0.962	0.708	0.927	0.875	0.986
肯尼亚	0.733	0.825	0.784	0.826	0.776	0.826	0.767	0.765	0.810	0.829
印度	0.960	0.960	0.940	0.958	0.960	0.965	0.940	0.974	0.960	0.995

注：粗体数值表示性能最佳模型的性能指标。

表1.6 与文献比较——准确度

数据集	文献				建议的方案				
	［5］	［43］	［45］	［21］	E［P1］	E［P1P2］	E［P1P3］	E［P2P3］	E［P1P2P3］
深圳	0.840	0.837	0.847	－	0.934	0.944	0.934	0.944	0.959
蒙哥马利	0.783	0.674	0.826	－	0.875	0.875	0.875	0.708	0.875
肯尼亚	－	－	－	－	0.733	0.784	0.776	0.767	0.810
印度	－	－	－	0.943	0.960	0.94	0.960	0.940	0.960

注：粗体数值表示性能最佳模型的性能指标。

表1.7 与文献比较——AUC值

数据集	文献				建议的方案				
	［5］	［43］	［45］	［21］	E［P1］	E［P1P2］	E［P1P3］	E［P2P3］	E［P1P2P3］
深圳	0.900	0.926	0.926	－	0.955	0.98	0.991	0.780	0.994
蒙哥马利	0.869	0.884	0.926	－	0.875	0.927	0.962	0.927	0.986
肯尼亚	－	－	－	－	0.825	0.826	0.826	0.765	0.829
印度	－	－	－	0.960	0.960	0.958	0.965	0.974	0.995

注：粗体数值表示性能最佳模型的性能指标。

1.4　结论与展望

本章讨论了提高结核病检测性能的四种不同方案。在方案1中，通过使用局部和全局特征描述符从放射图像中提取判别特征，这些提取的特征用于训练SVM分类器。在方案2中，通过使用贝叶斯优化完善了定制CNN的架构和超参数，以学习底层数据的特定任务特征。定制模型高度紧凑，可训练参数较少，但架构灵活性较低。同时还能可视化学习到的特征和显著的网络激活以了解模型的学习动态。在方案3中，使用四种不同的预训练CNN从数据集中提取特征，并在这些提取的特征上训练SVM分类器。在数据可用性较低的情况下，由于过度拟合问题，不建议对预训练的CNN进行微调。文献表明，预训练的CNN可以作为一种有前景的特征提取工具，特别是对于生物医学图像。在方案4中，执行了不同建议的堆叠集成，以找到提高结核病检测准确性的最佳集成模型。模型堆叠优化了几种不同且准确的基础学习器的组合，减少了泛化错误。从目前的研究来看，多样化和准确模型的堆叠集成（联合使用局部/全局特征描述符合定制及预训练CNN模型）可以是提高检测准确度的有前景的选择，尤其是在数据稀缺的情况。一个具有吸引力的方案是将这种方法应用于数据不足的应用程序，特别是在仅使用CNN会导致过度拟合的生物医学图像中。所提出的集成模型可以用作分诊，从而最大限度地减少患者损失并避免在资源有限的环境中延误诊疗，它还可以适用于提高其他与健康相关的应用程序的筛查准确性。关于结核病检测的进展，最近的研究表明，未来需要大规模的生物医学数据集，在具备庞大的数据集背景下，堆叠集成的性能是非常值得期待的。

致谢

这项工作得到了美国利斯特希尔国家生物医学交流中心（LHNCBC）、美国国家医学图书馆（NLM）和美国国立卫生研究院（NIH）的校内研究计划的支持。

利益冲突

作者没有利益冲突报告。

第 2 章

人工智能在医学影像中的作用：普通放射学和泌尿系统造影

Diboro Kanabolo，Mohan S. Gundeti

2.1 人工智能

人工智能（AI）已广泛应用到许多不同的领域，包括金融/银行、商业、社交媒体和健康，并且一些技术领域也成为发展的热点。这些热门的技术领域包括音频处理，如语音识别或音乐/声音识别；计算机视觉，如面部或物体识别；图形分析，如电影推荐或地图指导；语言处理，如机器翻译和基于机器的问题/答案，以及时间序列，如股票预测。更复杂的软件程序可以用到这些领域中的多个组合。到目前为止，一个流行的例子是自动驾驶，它使用到的技术领域有图形分析、计算机视觉和音频处理。

2.1.1 专业术语

以下词汇将有助于理解下文讨论中的细节。值得注意的是，这个简短的词汇表只会随着AI技术的扩展而不断丰富。

在本节中，我们将重点介绍以下术语：人工智能、计算机辅助检测、计算机辅助诊断、计算机辅助分诊、分类法、深度学习、检测、机器学习、建模、神经网络、分割、监督学习、测试、训练、迁移性学习、无监督学习和验证。

人工智能：在梅里亚姆-韦伯斯特（韦氏词典）中被定义为计算机科学的一个分支，是机器模仿人类的智能行为。人工智能有两种类型：第一种是人工通用智能（AGI），计算机可以假设模拟人类的日常行为，可以在各种环境和任务中表现出类似人类的灵活性与创造性。第二种是人工窄智能（ANI），使计算机从事特定任务的人工智能系统，其能力和应用范围受到严格限制。

•计算机辅助检测（CADe）：使用计算机技术快速识别出需要进一步评估的关注区域，不提供诊断结果。

•计算机辅助诊断（CADx）：是计算机能够提供多个不同诊断或单一诊断，随后由提供者进一步跟进。

•计算机辅助分诊（CAT）是指计算机研究图像并进一步确定其优先级以供放射科医师审查，或仅提供诊断，无论是否进行下一步的处置。分诊系统通常用于筛查方案，目的是有效减少医师过多的临床治疗。

•分类法：利用具有相似属性的数据点的聚类来实现。

- 深度学习：基于深度神经网络的概念，大型逻辑网络分为三个基本层：输入层、隐藏层和输出层。输入层处理大量相关数据，并将其传递到隐藏层进行处理。隐藏层是深度神经网络的核心，测试和对比新的数据，并将其与先前存在的数据进行比较，实时分类和重新分类，并根据相互影响程度的不同建立特定的联系。输出层利用置信区间从多种预测结果中确定最佳结果。

- 检测：是通过计算机视觉技术识别和定位图像或视频中的特定对象、场景或事件的过程。

- 机器学习：一般来说，该术语指的是在没有特定程序的情况下，使计算机自动从数据中学习规律并进行预测的技术。在放射组学中，该术语用于描述定量成像特征的高通量提取，目的是从放射图像中创建可挖掘的数据库。

- 建模：指通过构建神经逻辑网络来对数据进行处理的过程，允许将数据输入值转换为输出值。

- 神经网络：是一种由多层数据组成的模型或逻辑网络，每一层由类似于生物神经网络节点构成的序贯数据输入传输构成。表征性学习是机器学习的一个重要分支，通过对数据进行特征学习，即从原始数据中提取出具有代表性的特征，以更好地完成分类、聚类等任务。

- 分割：是对一幅图像中特定的区域进行勾画边界的过程。

- 监督学习：是从输入数据和输出数据（训练数据）推断出一个函数。可以实现对任何新输入数据进行输出结果预测。

- 测试：涉及评估神经逻辑网络的性能。

- 训练：通过连续、重复调整，为一个神经逻辑网络选择理想参数的过程。

- 迁移性学习：当可用于解决新问题的数据有限时，可能会发生迁移性学习，但与新问题密切相关的现有数据要非常丰富。

- 无监督学习：在没有输入数据的情况下推断输出时，会发生无监督学习。

- 验证：涉及使用不同于训练集的数据子集来调整模型参数。

2.1.2　实际成本

根据普华永道会计师事务所（Price Waterhouse Coopers，PWC）的分析，预计到2030年，人工智能将为全球国内生产总值（GDP）增加15.7万亿美元。相比于潜在的未来经济利益的需求，持续发展的真正成本变得次要了，这样只会导致投资增加，而这类投资大部分来自私有部门。自2016年起，美国联邦政府每年在非分类的人工智能技术方面的预算为11亿美元。这与汽车行业前五大原始设备制造商仅在2015年就投入了460亿美元的投资形成了鲜明对比。

2.2　医学中的人工智能

为了解决复杂的临床问题，医学人工智能必须获得大量的知识并加以调整。人工智能的最早起步可追溯到20世纪70年代初，当时在全国各地举行的各种开创性会议的推动下，人工智能在生物医学中的应用激增。今天，医学界具有利用"大数据"的潜力，每天都有各种环境下生成的大量信息，使临床实践能从不断更新的数据算法中提高对患者预后的预测能力，而以前是单纯分析一些分散的数据碎片。这种应用的范围和深度是巨大的。机器学习算法已被用于预测婴儿心搏骤停的风险，计算机可视化已被用于多方面，包括基于放射学的癌症检测、精神疲劳的健康指标检测等。

人工智能在医学领域的广泛应用，特别是医学成像技术的应用，需要大量的长远投资。这些投资包括训练具有代表性图像的数据集，验证计算机化深度神经网络。这些数据集需要经过周期性的更新，以确保网络能够有效地识别新的数据模式。它们还包括必要的交互操作性工作模式，即维持、提高这些成本所需要的软件算法以便在专业供应商（除了原始数字成像软件公司）的帮助下对数据的分析和提取进行协议化。透明的利益相关者协作对于确保统一的文件格式、数据表达和数据库结构是必要的。

在1970年的手稿中，放射学大师库尔特·罗斯曼（Kurt Rossmann）和布鲁斯·威利（Bruce Wiley）指出，放射学图像质量研究的核心问题是懂得物理图像质量对诊断影响的知识，而不必设计"高保真"系统。这是一个合理的目标，因为其研发成本应该是诊断感兴趣病变所需的最低成本，而有史以来这都是在人类的帮助下完成（图像解读）的，而这种获益所需的直接成本似乎能够满足Rossmann和Wiley的要求。目前，一家医院可能会在其成像设备中安装1000美元的图像处理器，以便每天增加多达2.6亿幅图像的处理能力。这些固定成本对消费者（提供医疗保健的机构）很有吸引力，并且在未来几年内可能会被越来越频繁地使用。鉴于估计美国医疗支出中高达10%的成本来自放射成像，这些机构有动力扩大其技术投资。其他利益相关者，包括患者、临床医师、监管机构和医院管理者，接受有关技术风险、收益和技术局限性方面的教育可能对其更有帮助。基于这些原因，在医学成像方面真正共同的研发成本是难以估算的。

2.3　放射学中的人工智能

放射科医师的任务在本质上是多元的。放射科医师必须能够识别和解释医学图像中的不同表现，并与各个领域的医师进行协商，以指导对患者的护理。人工智能几十年来一直在不断发展，可以实现疾病的CADe。近年来，用于CADe和CADx（发现疾病）的放射成像工作经历了快速发展。为了达到最终的目的（即提供医疗用途），出现了放射组学的概念，这是一种基于将图像转换为数据，再从中提取出有用细节的技术。我们旨在概述不同的流程和子领域，以及人工智能在医学成像中的作用。

对于执业放射医师来说，对疾病的最佳解读需要最佳的图像质量。图像解读可能会受到多种外在因素和内在因素的限制，尤其是在细微疾病状态的情况下。外在因素可能包括放射科医师的知识库、患者的临床病史及检测/特征化阈值。图像质量的内在因素即目标对象的属性，特别是目标的几何结构和对比度，以及它们的背景/清晰度［即灰度外观和细节（图像的局部噪声和图像分辨率）］。

2.3.1　图像解读的外在因素

误诊患者约占死亡患者的10%，占住院期间发生不良事件者的6%～17%。每年总共约有2000万个放射学相关的误诊，这些误诊涉及30 000名执业放射科医师，平均每位执业放射科医师每年误诊数平均略低于700个。误诊与临床推理能力有关，包括智力、知识、年龄、精神/情感状态、身体状态（疲劳）、患者的临床病史和医师的性别（男性喜欢冒险）。这些因素加上世界上多达2/3的地区没有足够的放射学专家，使得在医学成像中使用人工智能显得更加迫切，其中一个重点是机器学习。

2.3.2　影响图像质量的内在因素

2.3.2.1　几何形状

物体内在属性按3种常规几何图形排列：点、线和扩展目标。点目标（图2.1）较小，最大尺寸通常小于1cm，可能包括微钙化、结石或骨赘。根据临床情况，线目标可能具有不同的长度，包括骨针、分隔线和勾画骨皮质与骨松质的线（图2.2）。扩展目标可能包括肿瘤、脓肿和浸润。

2.3.2.2　对比度

虽然在现实中，对比度的范围是连续的，但受1997年Vyborny等的启发，可以将图像按照高对比度和低对比度进行二分法分析。例如，点、线和扩展图像内的高对比度目标（图2.3）包括致密的微钙化、垂直胸膜钙化和钙化肉芽肿。而低对比度目标包括较暗的微钙化、早期骨针和胆结石。需要注意的是，高对比度的结果不一定就是人工造影

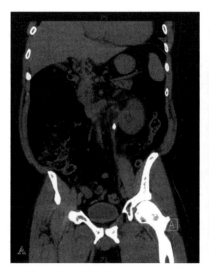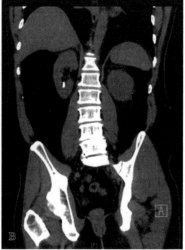

图2.1　冠状位CT平扫重建显示双侧8mm肾结石，显示点状微钙化

（经许可引自："An overview of kidney stone imaging techniques" by Brisbane, Bailey, and Sorensen, 2016. Nature Reviews Urology，13，654-662.2016.）

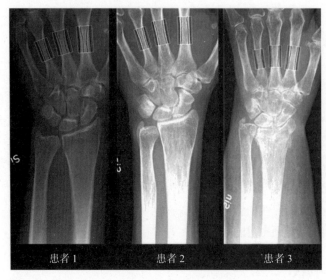

图2.2　骨皮质厚度的描绘（线性）。用于多例患者的双能X线分析的腕部X线图像，显示了3例患者的骨皮质轮廓线

（经许可引自："Digital X-ray radiogrammetry of hand or wrist radiographs can predict hip fracture risk—a study in 5,420 women and 2,837 men" by Wilczek，Kälvesten，Algulin，Beiki，and Brismar. European Radiology，23，1383-1391. 2012.）

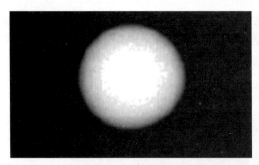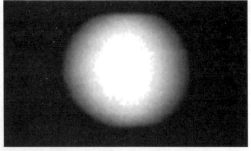

图2.3　圆形物体的高对比度与低对比度

（经许可裁剪和重印自："Motion-blur-free video shooting system based on frame-by-frame intermittent tracking" by Inoue，Jiang，Matsumoto，Takaki，and Ishii is licensed under CC BY 4.0.）

剂增强所致，这是一个技术细节，可能会受到其他临床信息（肾和肝功能，有无过敏反应）的影响而有所不同。

2.3.2.3　背景

背景即承载放射学图像的"画布"，会影响观察者对特定目标的感知能力。这种背景反过来会受到病变灰度、图像本身细节的影响。灰度分量取决于：①尺寸和解剖特性；②暴露区域的辐射剂量、磁共振场强或声波频率；③记录系统的感光特性。这些都决定了被检查结构的相对光密度。正如Doi等于1977年所述，放射组学之所以具有挑战性，部分原因是需要将辐射/磁共振强度和记录系统的感光特性与相关解剖结构及感兴趣目标相匹配。当紧邻的解剖结构改变时，声波、射线或磁共振的传播介质性质改变，从而观察到不同水平的衰减。

直观地说，观察者视角越接近图像，细节的可视性越高。当这个距离变得越小，局部噪声的影响就越明显。通常情况下，在临床实践图像分析过程中，这种因为模糊所见到的噪声对于识别病理现象至关重要，包括胸部X线所示的肺水肿或肿瘤侵犯脑室。因此，观察者应该意识到这些影响。图像上目标的分辨率不佳或清晰度不够（局部噪声）导致的固有细节缺失会带来两个问题：①目标的大小可能被高估；②图像和背景之间的对比增强将不是最佳，对于点目标病灶尤其如此。缺少清晰度的物体可能被高估其尺寸，其受线扩散函数的影响，后者因物体与其背景之间缺乏固有对比度而导致其（半高宽值）加宽。图像对比度中细节影响的定量度量值已被广泛研究。局部噪声对线边界高估的影响被量化为线扩散函数，并在血管造影中进行了评估（高对比度的线目标）。由于缺乏轮廓勾画，导致背景和图像之间的对比度增强可能很小，这可能是一个相当大的问题。在临床实践中，对于点病变的影响可能尤其明显。例如，在常规胸部X线检查中，漏诊早期肺癌比诊断中仅仅高估了肿瘤大小的危险更大。由于细节分析尤为重要，人工智能图像分析不应排除人类的参与（肉眼解读）。

根据上述成像本身的特点，通过为图像研发分配适当的资源，可以克服图像正确自动解释所涉及的大部分技术因素影响。例如，研究基金用于机器学习在历史低分辨率成像（如X线片或计算机断层扫描）的点和线扩散函数分析中的作用。

然而，对于常见的病变，CADe可能是有益的。独立研究表明，在10年内定期接受乳腺X线检查的女性中，有50%～63%的概率可能会得到假阳性诊断。值得注意的是，在高达33%的病例中，两名或两名以上的放射科医师分析同一幅图像时，可能会对乳腺X线检查的结果产生分歧。然而，使用相同的实证法，视觉模式识别软件的准确度至少比医师肉眼判读要高5%～10%，进一步显示了经验和偏好对放射科医师所出具报告产生的影响。

CADe的更多技术已被广泛研究，包括图像预处理技术，以提高图像质量，随后进行自适应分割。其他技术包括投票算法相关的不同分类器的使用：贝叶斯网络、多层感知神经网络和用于肺区域对称性分类的随机森林。其他令人感兴趣的发展有：基于角度相关特征的胸部X线片正位、侧位分类技术，异常组织的边缘图分析，旋转伪影检测的广义线直方图技术，以及使用一些标准化模板和无监督聚类技术对圆形元素进行互相关。

2.3.3　人工智能在医学成像中的具体技术示例

Kohonen自组织映射（KSOM）可能有助于理解人工智能的能力和潜力。应用于医学成像时，它非常适合利用人工偏倚和感官体验来提高CADe和CADx的准确性。简单地说，它是一种人工神经网络（ANN），通过将多维向量表示为最小的一维来降低复杂性。然而，数据的存储方式可以维护拓扑关系。这种向量量化可以用计算机化的颜色识别来说明，其中单个颜色在一个光谱上可视（图2.4，图2.5A）。KSOM是一种无监督的特征提取和分类形式。无监督特征提取利用图像和临床叙述文本可实现高通量的临床数据分析。这一过程包括疾病检测、病变分割、诊断、治疗选择、对多次成像进行反应性评估，以及使用患者的数据对其进行临床预后预测。相反，监督技术通常由向量对、输入向量和输出向量（目标）构成。当向神经网络提供输入时，将网络的输出与该目标向量进行比较。当两者对比时，调整网络神经元的权重以减小输出中的误差。这个过程可以在神经网络工作系统中见到，其唯一目的是验证感兴趣的成像软件开发的神经网络。这种形式的学习——自组织映射，可以广泛应用于其他神经元网络。

KSOM与人工神经网络略有相似，因为它不是一个逻辑网络，而是一种地形关系（图2.5B），培训每个节点是一件复杂的事情。为了让节点识别其与输入图像的特定元素的相似性，必须计算其固有元素的权重。与输入元素的不同部分最相似的节点称为最佳匹配单元（BMU）。与我们的常识相反，这似乎与成像的必要性相矛盾，因为每个节点晶格可能包含多个具有类似权重的坐标。为了解决这个问题，必须注意，整个晶格可以被视为元素的领域。在每个位置，相邻区域内BMU的半径确定邻域内BMU的半径，否则称为晶格内BMU与加权输入元素最相似的区域。然后调整权重，随着时间的推移，描述的BMU越来越多，节点的半径将持续缩短。

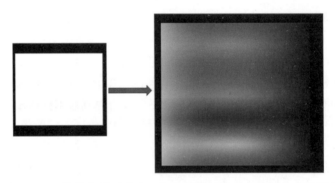

图2.4　用于说明KSOM的颜色辨别类比。白色光谱以地形完整的方式分解为不同的波长。需要注意的是，包含类似特性（波长）的光谱区域聚集在一起。地图中的每个不同坐标都有其自己的分量红色、绿色和蓝色向量。当从训练数据集中随机选择向量（颜色）时，将检查所有不同的坐标节点，以评估哪个节点与训练集中的输入向量最相似。该坐标称为最佳匹配单元（BMU）。计算此最佳值单元适用的半径，称为BMU邻域。然后，调整相邻坐标（相对于BMU加权），并重复输入向量呈现过程。这种机制是理解人工智能中无监督学习的理想例证

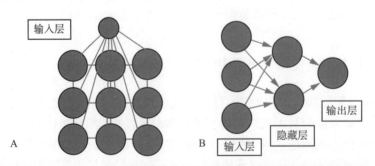

图2.5　Kohonen神经网络。3×3晶格的每个节点代表一个具有不同坐标的向量，并包含相对于输入向量的特定对应权重（A）。人工神经网络，每个节点代表一个神经元，箭头代表它们之间的特定突触。输入层在被输出到已知结果或输出之前，由隐藏的函数层进行处理（B）

认识到这一复杂性，我们需注意开展同行评审，就像放射学使用CADx辅助临床一样，还处于初级阶段。而在这一过程普及之前，人们普遍认为该技术可用于人群的疾病筛查。例如，检测糖尿病引起的黄斑水肿，目前在经济上并不可行，因为全国有2000万糖尿病患者需要进行筛查，其收益率约为5%。

2.4　在泌尿外科中的应用

如前所述，从20世纪初的初始原型到现在，汽车经历了极大的改进。随着自动驾驶汽车的发展，大家已经看到了重大的演变。有人认为由美国桑尼维尔直觉外科公司开发的达·芬奇机器人手术系统也一样。达·芬奇机器人广泛应用于各种泌尿外科手术中，在深部和狭窄区域的手术中，以及在需要显微缝合/精细解剖时都具有很高的价值。机器人的自动化手术开发可能有一天会引起人们极大的兴趣。驾驶和手术之间需要克服的差异可能是手术室中可能发生的紧急非线性变化，如出血、肠穿孔等。不过，该技术仍在开发中，具有很大潜力。一种称为智能组织自主机器人（STAR）的自动化机器人已经被证明能够在离体猪组织和活体猪上执行外科手术。STAR的精确度部分归功于近红外荧光成像和三维定量全光成像的集成。前者目前被用于术中前哨淋巴结检测，但在术中成像方面有多种应用，这是大量分子的最小吸收导致近红外范围内没有自发荧光。后者，全光成像通过微透镜阵列和图像传感器为图像中的每个像素精心计算三维点。虽然这些技术正在开发中，但它们增强了人工智能在泌尿外科应用的潜力。

人工智能还可以增强实时案例中的技能评估，在有或没有实时监查的帮助下提供即时反馈。这项技术已经被用于分析运动轨迹、眼球跟踪和凝视映射数据。它被证明在外科医师认证中起到了一定作用，已经能够按照从新手到专家的梯度对外科医师进行分类。

人们发现，深度学习优于人工智能的非深度学习形式，包括各种图像识别技术。前馈概率神经网络技术已被用于通过组织病理学的形态学和纹理核特征分析膀胱癌复发的预后。它显示复发肿瘤的准确度为72.3%，无复发肿瘤的准确度为71.1%。神经网络也被许多泌尿外科医师使用，在前列腺和肾脏图像的解读中取得了良好的结果。Tewari等开展了一项利用人工神经网络预测手术和放疗后前列腺癌复发的研究，该模型使用常规参数评估1400例根治性前列腺切除术后患者，准确预测76%患者的PSA进展。早在2003年，尿路上皮癌的ANN分级和分类就显示出了希望，利用自适应随机形态学和纹理核，Ⅰ级、Ⅱ级和Ⅲ级肿瘤的分类准确率分别为90%、94.9%和97.3%。

2018年发表的人工智能引导前列腺癌检测的研究也很有发展潜力，对14名患者的T_2加权像、ADC图、DWI图使用支持向量机学习训练的似然图（监督学习技术的一种形式），结果表明，敏感度为92%，特异度为82%。相比之下，放射科医师诊断的敏感度为89%，特异度为73%。这项技术可能被证明具有很高的影响力，因为泌尿外科医师仍然需要在没有侵入性活检的情况下区分良性和恶性病变。1995年，Moul与同事使用KSOM和反向繁殖程序进行非精原细胞性睾丸生殖细胞肿瘤分期，敏感度为88%，特异度为96%。在此之前的20年，专门关于人工智能与泌尿系统成像的发展所发表的数据很少。泌尿系统影像学研究中有相当一部分涉及前列腺癌的检测或分期。Abbod等报道，

60%的已发表文章与前列腺癌的检测、分期和预后有关。相比之下，膀胱肿瘤所占比例为32%。

Ogiela和Tadeusiewicz利用结构特征与标志特征识别上尿路病变。在分析过程中，他们利用扩展树文法对图像进行分割和过滤、骨架化，然后将它们转换为二维图像，并用图表显示被拉直器官的各种轮廓。通过这种方式，他们将文法规则应用于肾盂和肾盏的尿路图，以及使用骨架化算法获得骨架。这个树文法算法，$G_{edt} = (\sum, \Gamma, r, R, Z)$ 对每个元素都有定义。整个算法中，G_{edt} 是分阶段工作的。第一阶段是定义肾盂，其次是肾大盏，再次是肾小盏，最后是肾乳头。在骨架化后，肾乳头的短分支相对于肾小盏是凹形的，如果肾乳头凸/缩短，可能存在异常并被检测到。

2.5　利与弊

人工智能的好处很多。首先，提高生产率，它可以24小时工作连续读取图像，这使得结果能够快速反馈给患者，并有助于医疗决策。其次，缺乏人为干预也可能是一种优势。在观察图像的过程中，各种偏好、缺乏知识或书写错误都可以通过计算机最小化。再次，安装新的图形处理器或成像软件的成本是固定的。随着时间的推移，这一好处不仅可以节约人力资源，还可以给任何医疗管理部门带来只随时间增长的利润。最后，人工智能将继续在其创新能力方面取得进展。由于许多医院采用营销策略，人工智能可以使医院向其利益相关者（包括潜在的雇员和患者）进行营销。

还必须考虑到人工智能的缺点。首先，人工智能成像算法和软件可能更经济、高效地竞争现有人力。据统计，到2020年，人工智能减少180万个工作岗位。2017年就业人数的增加缓解了这一劣势，人工智能在2020年约创造230万个工作岗位，到2025年将净增加200万个工作岗位。其次，分析图像过程中的个体水平差异性仍将是放射学的重要部分，然而，随着成像和解读软件的进一步研发和验证，人们有理由担心人工主观审查的缺失，这也是STAR外科发展遇到的问题。在随后几十年的发展中，成像技术的增强可能会促进手术的自动化。随着时间的推移，患者对外科医师技能的个人信任可能会变得越来越弱。

2.6　未来考虑

展望未来，继之前许多的技术突破，人工智能的持续发展很可能会遵循萨蒂亚·纳德拉（Satya Nadella）的三个阶段：第一，技术本身的发明和设计；第二，改装（如工程师接受新的培训，重新设计和重建传统的放射设备）；第三，应对矛盾、失真和错位，挑战提出的新问题。还将考虑当放射组学能够检测特定疾病时，医师的职能是什么，或者CADe或CADx是否可以在没有放射科医师帮助的情况下指导管理。

许多人同意，人工智能应该增强而不是取代人类的能力。在前面讨论的其他考虑因素中，还必须为透明度及隐私和安全提供保护。这是可以实现的，但需要所有的利益相关者共同努力，包括必要的监管机构，管理这些强大工具的整合和纳入实践。

第 3 章

基于头皮脑电信号的癫痫发作早期检测

Abhishek Agrawal，Lalit Garg，Eliazar Elisha
Audu，Ram Bilas Pachori，Justin H.G. Dauwels

3.1 引言

癫痫是一种严重的神经系统疾病，对全世界人民产生了重大的影响。在全球范围内，约有5000万人（占世界人口的1%）患有癫痫，其中25%患有耐药性癫痫。对耐药性癫痫的临床管理是一项重大的挑战，而导致耐药性癫痫的全部机制尚不明确，故癫痫发作的诊断、检测和缓解手段变得极为重要。一项研究表明，约50%的癫痫患者是儿童或青年（0～24岁）。癫痫是一种与大脑异常放电有关的疾病，病程中反复发作，这会干扰正常的中枢神经系统活动。患者意识丧失和身体失控的严重程度取决于癫痫发作的严重程度。

癫痫发作可根据国际抗癫痫联盟定义的临床症状学、发作间期脑电图（electroencephalography，EEG）记录和发作期脑电图模式进行分类。癫痫发作在发作间期可具有一系列表现。在先兆发作期间，患者可能会出现某些细微的症状，如刺痛、麻木、产生幻觉和嗅觉失常。这一系列的感觉或体征变化取决于癫痫发作影响的脑区范围。因此，除了特殊癫痫发作外，发作期症状学包括先兆发作、失语性发作、意识障碍性发作和运动性发作。癫痫发作可分为全身性发作及局部性发作。在全身性癫痫发作中，发作从源头开始并扩散到大脑的其他部位，而局部癫痫发作仅影响大脑的一部分，如颞叶。一类称为"肌阵挛"的全身性癫痫发作的临床症状并不明显，仅表现为下臂或腿部的短暂突然弯曲，并且一些癫痫发作检测技术经常遗漏这些症状。癫痫发作还可以分为部分性癫痫发作（简单和复杂癫痫发作）、原发性全面性癫痫发作和未分类的癫痫发作。在简单的部分性癫痫发作中，患者发作时仍有意识，而在复杂的部分性癫痫发作中，患者发作时伴有意识障碍，并可观察到其运动、躯体感觉、特殊感觉、自主神经和行为体征异常的症状。原发性全身性癫痫发作包括失神、肌阵挛、阵挛和强直性癫痫发作。无论是哪种癫痫发作的类型，耐药性癫痫的临床管理都会给社会和经济效益带来巨大压力，也对癫痫患者的生活产生重大影响。因此，本研究的目的是研发一种新的特征提取方法，利用监督机器学习方法有效地辨认癫痫发作。

目前在自动检测癫痫发作方面的研究旨在研发一种能够满足低计算成本和高性能预期的稳健算法。该算法的两个基本组成部分是特征提取方法和分类器。多种不同的方法被用于从脑电图数据中提取特征，如时域和频域分析、经验模式分解（empirical mode decomposition，EMD）和频谱功率分析。最近，一种基于汉克尔矩阵特征值分解（eigenvalue decomposition of Hankel matrix，EVDHM）的特征提取方法及其改进版本（IEVDHM）已被证明可用于分析非平稳信号。这些数据驱动的方法可根据特征值分解信号，并使用希尔伯特变换提取特征。同时，可以使用IEVDHM减少与Wigner和Wigner-Ville时频方法相关的交叉项问题。一种新型的癫痫发作时频脑电图信号分析（基于可调Q小波变换和分形维数）被证明可有效表征癫痫发作的模式。可以使用双正交线性相位小波滤波器组、经验小波变换和基于关键点的脑电图信号局部二进制模式来分析信号。

传统上，通过使用支持向量机（support vector machines，SVM）等基于机器学习的分类器来对数据进行分类，以检测癫痫发作期和癫痫发作间期。然而，能够同时限制计算成本和功率的实时癫痫检测器的功能算法尚未实现。为了实现这一算法，一些研究尝试使用诸如通道选择和特征排序等技术，这些技术可以降低计算复杂程度。最近的一项研究提出了动态时间扭曲内核，以使SVM能够对特征向量的可变长度序列进行分类。该研究还强调了检测器的重要性，该检测器可以追踪癫痫发作的时间演变特征，并使用动态特征来获得令人满意的结果。

3.2 脑电图

采集大脑的电活动或信号的常用电生理方法是脑电图。这是一种大脑成像技术，将信号记录为大脑皮质产生的神经元突触后电位的总和。信号通过神经组织、脑膜和颅骨传播到放置测试电极的位置。颅外脑电图能够无创定位感应分布于头皮上的电极，从而捕获由大脑中神经回路产生的部分电活动。颅内脑电图（intracranial EEG，iEEG）成像技术需要通过手术将微电极植入待检测的大脑部位或区域。脑电图以图形的形式输出，表现为随时间变化的振幅，它能够对大脑的状态和病理情况的相关信息进行编码。这种脑成像方法正在成为生物医学数据采集研究和人机交互的黄金标准。头皮脑电图提供了一种易于设置和使用的方法，用于评估癫痫进展或抗惊厥药的性能。此外，头皮脑电图方法能够以高时间分辨率对信号进行采集，并以良好的区域空间分辨率定位电活动。然而，在采集脑电图信号的过程中会受到伪影、噪声和运动的干扰。

颅内脑电图通常能够在比头皮脑电图更大且不同的活动范围内提供更高分辨率的脑电图数据。iEEG测量大脑受累区域的局部场电位（LFP），用于识别和定位致痫灶以进行手术。它受容积传导、肌肉收缩或运动干扰的影响较小。这两种脑电图成像技术都已用于分析癫痫发作，并取得了令人满意的结果。几项研究表明，特定类型脑电图的使用取决于应用的不同。此外，用于记录大脑电现象的蒙太奇类型会影响信号的质量。然而，无论使用何种脑电图采集类型和信号表示蒙太奇，脑电图都是由不同来源的叠加信号组成的复杂波形，这需要稳健的信号处理技术来提取特征。

本研究的主要目标是识别和测试稳健性特征，以获得实时癫痫检测器性能指标的可接受值。这些特征是对数据实施EMD算法后，从其获得的固有模式函数（intrinsic mode function，IMF）分量中提取的。到目前为止，已经测试了3个特征：平均频率、功率和"PowF"，"PowF"是使用前两个特征定义的。具体来说，平均频率已经被广泛测试，并取得了不错的结果，其中10名患者的检测准确度（灵敏度）为100%，4名患者的检测准确度（灵敏度）为80%，这些患者均有癫痫发作期和发作间期的大量临床数据。该研究中的算法正确预测了前10名患者的癫痫发作，平均特异度为95.5%。对于后4名患者，平均特异度达到85.4%。前一组的平均延迟时间为2.53秒，后一组的平均延迟时间为3.65秒。此外，还测试了可用患者的整个数据集，并获得了其余10名患者的混合结果，该算法在大多数患者中特异度方面表现良好，但在灵敏度方面表现不佳，这可能是由于数据/实施差异造成的。一般来说，在评估分类算法的性能时，可以观察到检测延迟（检测晚于癫痫发作）和特异度之间的平衡。

3.3　脑电信号处理

本节介绍了数据预处理和分割。本节的重点是使用来自CHB-MIT头皮脑电图数据集的公开可用的脑电图数据构建患者特定的特征空间向量。

3.3.1　脑电图数据预处理

收集波士顿儿童医院的头皮脑电图数据，用于儿科患者CHB-MIT的癫痫手术评估，此数据集已公开。该数据集由24名18岁以下顽固性癫痫发作患者的连续头皮脑电图记录组成。收集资料的儿科患者不仅患有特定类别的癫痫发作，还包括局灶性、偏侧性和全身性癫痫发作，多种癫痫发作类别拓宽了检测区域的范围和算法的适用性。脑电图的采样频率为256Hz，并使用不同数量的导联（大多数患者超过22个）进行记录，然后根据国际标准，按照10～20个系统放置头皮电极。总体而言，这24名患者的数据集包含933小时连续记录的脑电图和193次癫痫发作。元数据文件中提供了有关特定1小时数据子集（以".edf"文件格式存储）中癫痫发作和癫痫持续时间的信息。

对于每个文件，所有癫痫发作都被分离并重新组合成脑电图的连续记录，并允许任意选择数据块的轮次（Epoch）大小以进行特征提取。另外，并非所有无癫痫发作的脑电图数据集都被使用。轮次大小被证明对监督机器学习中特征分类的性能和准确度有显著影响。

图3.1显示了脑电图数据的预处理，将其分为癫痫发作期和无癫痫发作的脑电图数据。应用带通滤波器将脑电图信号过滤为Δ（0～4Hz）、θ（4～8Hz）、α（8～15Hz）和β（15～30Hz）。因此，每种模式（癫痫发作期和无癫痫发作）的数据都被分为4组不同频带的数据集。如何选择要监测的频带取决于特征提取方法，并且该频带是能够在癫痫发作期和无癫痫发作之间提供最具区分性的特征频带。目前已研发出了不同的方法来提取特征并对其进行准确分类，以检测与癫痫发作相关的异常模式。在癫痫发作检测系统中，已经研发出不同的技术和算法模型来提高脑电图信号的质量，并通过特征提取来识别数据集中的相关信息。这些特征提取方法主要基于对干扰感兴趣信号的伪影的抑制和不相关背景信息的消除。脑电图中的一个重要模式可以根据信号的时间、频谱和空间特征进行处理。小波、互相关和混沌理论等方法用于滤波、特征提取和降维；基于硬件的片上系统（system on chip，SoC），用于脑电图数据处理和特征提取，以及高阶谱分析。特征选择对于自动医疗诊断系统的研发至关重要。

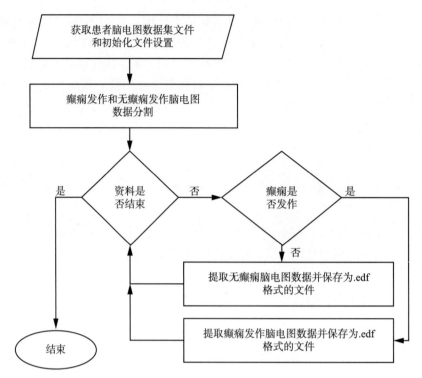

图3.1 将头皮脑电图数据预处理为独立的癫痫发作和无癫痫发作脑电图文件

在实际应用中，脑电图是一种高维数据，降维简化了监督机器学习的训练和分类过程。目前在模式分类中已证明，具有噪声标签数据的主动监督机器学习和改进的传统分类器可用于癫痫发作检测系统。作为实施有效且高效的信息压缩方法的一部分，Hotelling于1933年研发的主成分分析（principal component analysis，PCA）已被成功应用。该方法充当脑电图预处理器，通过提取最重要的特征将高维数据映射到低维表示中。它依赖于特征分解方法，基于给定数据集导出的特征值的大小，从多变量数据集中提取相似性模式。使用这种方法可以在脑电图中识别重要通道——主成分，并将其表示为正交数据集。因此，主成分分析法可以节省大量的处理时间，并且可以减少数据冗余。近年来，一种重要的探索性统计信号处理方法——共空间模式（common spatial pattern，CSP），在脑机接口中被广泛关注。它使用特征分解方法提取特征，该方法是基于两类给定带通滤波脑电图信号的方差值差异。

在构建癫痫发作的自动检测器时，在使用合适的方法提取特征之前，将多维脑电图数据集过滤到感兴趣的频带中，如图3.2所示。将特征排列到n维向量空间中，用于监督机器学习分类。

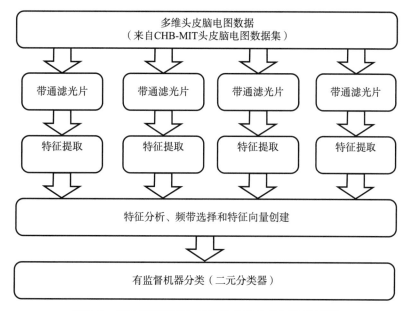

图 3.2　用于早期发现癫痫发作的自动特征分类过程

3.3.2　特征提取

模式的准确分类在很大程度上依赖于特征提取阶段的有效性。它对数据集的特征和属性进行编码。图 3.2 显示了用于早期发现癫痫发作的自动特征分类过程。诸如 CSP 之类的统计方法已被用于提取特征以识别与癫痫发作相关的模式。CSP 是一种过滤技术，可以根据数据的方差对两类数据进行最佳区分，从而使一类中的方差最大，而另一类的方差最小。它可用于开发一个新的时间序列，其方差对于区分与心理任务相关的特征是最佳的。该过滤器可以在功能上反映大脑皮质区域的选择性激活状态。CSP 方法在提取大脑节律调节的地形图方面显示出其有效性，可用于识别异常神经活动的区域。另一种用于脑电图特征提取的非统计方法是信号的频谱功率密度，它显示了信号如何随时间在频率范围内演变或分布。基于线性和非线性时频分析的几种方法已被应用于特征提取。图 3.2 显示了脑电图特征提取中使用的一些特征及其分类性能。

以 EMD 为中心的数据驱动方法在提取判别特征方面非常有效。EMD 将信号分解为称为 IMF 的次级分量，用于分析非线性、非平稳信号。在癫痫发作的脑电图分析中，使用 EMD 将发作期和发作间期脑电图分解为不同的 IMF，可以改变变异系数和波动系数的大小。因此，EMD 在癫痫发作检测中的特征提取很有潜力，有望成为重要应用。最近的一项研究提出了使用动态时间扭曲内核来对特征向量的可变长度序列进行分类。该研究还强调了检测器的重要性，该检测器可以追踪癫痫发作的时间演变特征，并使用动态特征来获得令人满意的结果。

图 3.3 中使用的性能评估指标如下：

$$准确度（\%）= \frac{正确分类的实例总数}{实例总数} \times 100\%$$

$$（3.1）$$

$$精确度（\%）= \frac{真阳性}{真阳性+假阳性} \times 100\% \tag{3.2}$$

$$灵敏度（\%）= \frac{真阳性}{真阳性+假阴性} \times 100\% \tag{3.3}$$

$$特异度（\%）= \frac{真阴性}{真阴性+假阳性} \times 100\% \tag{3.4}$$

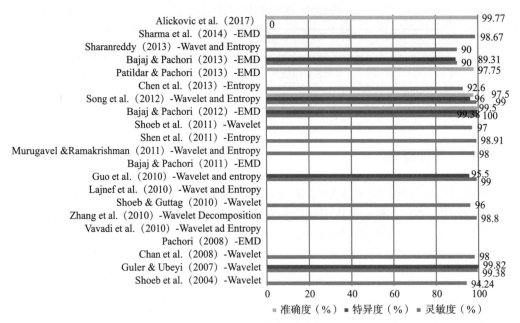

图 3.3　前期研究结果

（引自：Sylvia et al.，2019.）

在该研究中，应用了原始EMD算法的修改版本。这个修改后的版本引入了新的标准，如模式幅度和评估函数，这些标准将预定的阈值考虑在内以避免过度迭代。过度迭代通常会导致原始信号的过度分解，并可能导致不必要的后果，如消除物理上有意义的幅度波动。然而，保留了EMD算法的核心原理，即将脑电图信号分解为具有零局部均值的有限组幅度和频率调制分量。这些成分被称为IMF，用于提取必要的特征，这些特征最终被输入分类器，以区分癫痫发作和无癫痫发作的数据。关于IMF分量，有一点需要注意，由于其非谐波性质，它们能够有效地在时频平面中捕捉原始信号的线性和非线性分量的潜在形态，如Rilling等研究，见图3.4所示。该算法的更多数学细节可以在Huang等研究中找到。

如Huang等的研究所述，本研究使用"http：//perso.ens-lyon.fr/patrick.flandrin/emd. m"免费提供的MatlabTM代码，保持模式幅度和评估函数的所有预定义阈值（$\theta1=$

0.05和$\Theta2 = 10\Theta1$）。基于该研究的数据，用户可以在"http：//perso.ens-lyon.fr/patrick.flandrin/emd.m"提供的代码中定义其他输入参数，如最大迭代次数和插值方案。

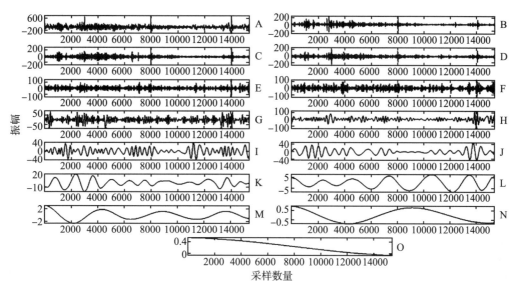

图3.4　基于IMF的1分钟癫痫发作脑电图信号的EMD分析

3.3.3　支持向量机实现

本研究使用径向基函数（RBF）核，通过两类SVM分类器对特征向量进行分类。从数学上讲，对特征向量X属于癫痫发作还是非癫痫发作活动空间进行分类的非线性RBF具有以下形式：

$$\sum_{i=1}^{N}\alpha_i y_i e^{(-\gamma\|X-X_i\|^2)}+\beta>0$$

正如Huang等所述，非线性可分离SVM由具有RBF节点的隐层感知器组成。每个RBF节点都有一个质心和影响因子，其输出是通过使用输入和质心因子之间距离的RBD来计算的。

α_i的N个系数、X_i的N个支持向量和偏置项（β）由SVM训练算法确定，而参数γ是用户定义的［y_i（0，1）］。它确定了支持特征向量X_i是代表癫痫发作还是无癫痫发作脑电图。在训练期间可以离线计算癫痫发作和无癫痫发作类别的SVM分类器参数和支持向量。

笔者使用参数k设置为3的k折交叉验证方案的概念。在这种方法中，将数据集中的癫痫发作时期随机分为3个子集。然后使用3个子集中的两个作为训练数据集，第3个作为测试数据集来训练分类器。对于每位患者，均计算正确分类为癫痫发作的时期数、错误检测的数量及错过的癫痫发作数据的时期数。该过程重复了3次，使得3个子集中的每一个都被用作一次测试数据集和两次训练数据集。对于每次癫痫发作，检测延迟期计算为被脑电图正确识别的第一个癫痫发作时期之前的癫痫发作时期数（在癫痫发作持续时间的一个跨度内）。将这一计数的平均值作为总癫痫发作时间，可以得出特定患者的癫痫发作延迟期。

SVM由单层前馈网络组成，输入特征向量被映射到更高维空间，并且与ANN不同，权重仅从最后一个隐藏层调整到输出层。SVM已被用于癫痫发作检测的多项研究中。

3.3.4 性能指标

研究团队使用的标准性能指标为Furbass等研究定义的癫痫检测研究标准，用于表示本研究的结果和性能比较。测量癫痫检测器性能的3个标准参数是灵敏度、特异度和延迟。可以从这些参数计算癫痫检测器的性能和获得该性能的相关成本。本研究的算法仔细地分析各个时期，并将时期分为真阳性检测（TP）、假阳性检测（FP）、真阴性检测（TN）和假阴性检测（FN）。

3.4 结果与讨论

本研究使用3.3.2中提到的指标在两个不同的框架中对实验结果进行讨论。本节讨论的结果是通过测量特定时期内第一个和最后一个IMF分量的平均频率，并将其作为分类的输入特征获得的。

3.4.1 与遵循类似性能指标的研究比较

现在将本研究的结果与文献中的结果进行比较。本研究的独特之处是特征向量设计和使用EMD算法代替频谱方法从脑电图数据中提取特征。本研究使用光谱和空间特征的组合来构建$M \times N$个元素的特征向量空间，其中M是用于提取光谱能量的带宽滤波器的数量，N是用于提取脑电图数据的通道数。图3.5使用式（3.1）～式（3.4）中定义的标准性能指标以图形方式展示了本研究的结果。

如图3.5所示，本研究评估和比较了使用EMD方法和文献中的方法获得的错误检测总数，发现18名患者中有11名患者（3号、6号、10号、11号、13号、15号、16号、20号、21号、23号、24号患者）使用EMD方法测得的错误检测数低于使用文献中的方法，有2名患者（4号、9号患者）使用两种方法测得的错误检测数相同，其余5名患者（1号、2号、12号、18号和19号患者）使用EMD方法测得的错误检测数高于使用文献中的方法。

既往有研究对每位患者的两次或以上癫痫发作进行检测，以训练分类器，并测试了24名患者的916小时的EEG数据。他们提出的算法在173次测试癫痫发作中检测到了166次（96%），中位检测延迟时间（延迟）为3秒，平均延迟时间为4.6秒，中位错误检测率为每24小时两次检测错误。本研究对每位患者3次或以上的癫痫发作进行训练，并测试了24例患者的933小时的连续脑电图数据，获取的中位检测灵敏度为100%，中

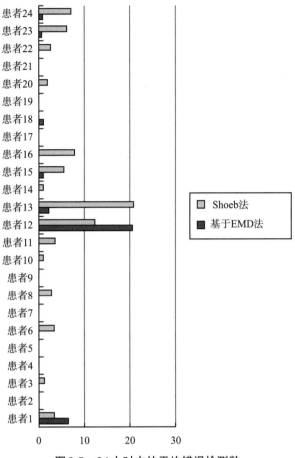

图3.5　24小时内的平均错误检测数

位检测延迟时间为2.43秒，平均延迟时间为3.65秒。显然，尽管本研究使用的方法在灵敏度方面的性能略低，但它在特异度和延迟测量方面优于其他研究。还有一种方法是通过比较每位患者正确检测到的癫痫发作次数来评估这两种方法的性能，结果如图3.6所示。

　　如图3.6所示，可以观察到，与之前的研究相比，在17例患者中，本研究的算法在2例患者（12号和18号患者）中表现出更好的性能，对其中9例患者（3号、6号、9号、10号、11号、19号、20号、21号、23号患者）的两种方法的性能相同，在另外6例患者（1号、2号、4号、13号、15号、16号患者）中表现出较差的性能。

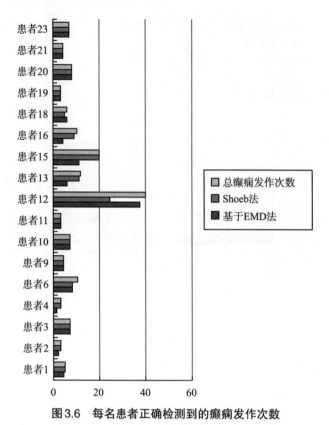

图3.6　每名患者正确检测到的癫痫发作次数

3.4.2　整体表现

表3.1展示了来自个体患者的三个性能指标的结果：灵敏度、错误检测数和延迟。

3.4.3　使用时期灵敏度而不是事件灵敏度

本研究提出的方法有一个特别之处是在分析数据时计算了时期灵敏度，而其他研究报道的是事件灵敏度。Logesparan等指出涉及事件灵敏度的算法比时期灵敏度获取的结果更好，因为决策阈值通常更长。例如，引用100%时期灵敏度的研究可以正确检测癫痫发作的所有时期，而引用100%事件灵敏度的研究则在每次癫痫发作时只能正确检测一个时期。使用时期灵敏度而不是事件灵敏度的另一个固有优势是，如果报道事件灵敏度的算法使用不同的检测持续时间，则可能无法直接比较它们。因此，在与类似研究进行比较时，本研究表示结果的方式更有优势。

表3.1　患者的特异度结果

ID	小时/发作次数/时间窗口	灵敏度（%）	错误检测数（每24小时）	延迟（秒）
1	18/5/130	80	6.16	1.25
2	35.3/3/90	67	0.02	8.5
3	30/7/210	100	0.065	2.71
4	132/3/167	33.3	0	18
5	39/5/287	0	NaN*	NaN*
6	66.7/10/97	80	0.07	2.14
7	67/3/165	0	NaN*	NaN*
8	20/5/467	0	NaN*	NaN*
9	67.8/4/142	100	0.04	4.75
10	50/7/235	100	0.07	5.8
11	33.8/3/407	100	0.04	0.67
12^	23.7/40/967	92.1	20.2	2.48
13^	33/12/278	50	2.1	3.67
14	36/8/97	0	NaN*	NaN*
15	39/20/743	55	0.9	4.8
16	19/8/39	42.5	0.2	1
17	20/3/91	0	NaN*	NaN*
18	34.6/6/164	100	0.9	1.9
19	28.9/3/121	100	0.1	2.3
20	27.6/8/159	100	0.007	1.25
21	32.8/4/106	100	0.005	2.5
22	31/3/108	0	NaN*	NaN*
23	26.5/7/159	100	0.4	1
24	21.3/16/157	100	0.63	2.38

* 未检测到癫痫发作，ID对应于CHB-MIT数据库中的患者编号。

^ 这些患者的数据是使用可变数量的电极/通道提取的。

3.5　结论与展望

结果证明，本研究使用的方法在实际的实时癫痫检测器中具有很大的应用前景。未来可计划在一类SVM上测试基于EMD的特征，以与Logesparan等描述的一组患者特定检测器进行比较。同时，可对先前研究描述和使用的通道选择与特征排序方法进行试验，以优化此方法的计算复杂度。此外，未来还可使用这些方法来优化特征提取所需的持续时间，并减少用于分类的特征空间的大小以降低计算成本。在未来的实验中，还可尝试调整EMD算法以在每个时期内获得统一数量的IMF分量以标准化特征空间，并将IMF分量的特征与心电图数据的特征结合起来，以验证这些附加信息是否能提高检测器的性能。

第 4 章

非小细胞肺癌组织学分类的分形分析

Ravindra Patil，Geetha M.，Srinidhi Bhat，Dinesh M. S.，
Leonard Wee，Andre Dekker

4.1 引言

在患癌总人群中，肺癌的患病人数最多（占总病例的11.6%），也是导致癌症死亡的主要原因。仅2018年，美国肺癌病例总数就达到2 093 876例，肺癌死亡人数为1 761 007人。非小细胞肺癌（NSCLC）占所有肺癌的85%。NSCLC患者的病因和生存率因年龄、遗传特征、肿瘤大小和肿瘤组织病理学而异。有许多研究已经证实了非小细胞肺癌（鳞状细胞癌、大细胞癌、腺癌和"非特指型"）亚型与患者的生存率之间具有相关性。此外，也有研究表明，与非腺癌相比，腺癌的预后较差。因此，针对不同类型NSCLC的手术管理应该有所不同。目前肺癌亚型检测的方法是病理活检，活检后进行镜检来分型是具有侵入性的。侵入性方法往往具有痛苦、费用昂贵及伴有并发症等缺点。近来，一些研究使用非侵入性的影像组学方法进行非小细胞肺癌亚型的检测，挖掘出大量的定量特征，并建立了决策支持模型。近年来，影像组学已应用于肺、乳腺和前列腺肿瘤等领域，也应用于不同医学成像技术，如计算机断层扫描（CT）、磁共振（MR）和正电子发射体层成像（PET），展示了较好的应用前景。

同时，分形分析（fractal analysis）在肿瘤领域的应用也引起了人们的关注。分形分析是具有非整数维的数学对象。它们是由与自身形状相同、尺寸不同的部分组成；这一特性通过一个称为分形维数（FD）的参数进行量化，分析其结构的自相似程度。这样的数学对象可以是自相似的，并且类似于其内部的重复结构。这些模式已经在肿瘤学领域进行了研究，以区分乳腺癌的良恶性。文献对分形维数在各种医学研究领域（如病理学）中的应用进行了全面的综述。最近的研究显示，分形分析对血管病理结构、肿瘤/实质边界和细胞/核形态的测量具有价值。为此，提出了一种结合分形和分割分析的方法来研究MR图像上癌细胞的异质性，类似于Szigeti等描述的通过CT扫描研究小鼠肺肿瘤异质性的方法。有关分形分析及其在肿瘤学应用的更多详细内容可以在Baish和Rakesh的研究中找到。

其他主要的研究包括不同的分形测量，如Heymans等使用灰度图像的傅里叶谱的幂律表现来描述皮肤黑色素瘤的微血管。分形维数量化了血管分布的随机程度，这是一个不容易通过血管密度获得的特点。Cusumano等开展的另一项研究旨在使用基于分形分析的影像组学方法预测局部晚期直肠癌（LARC）化疗后的完全病理反应。分形分析起着重要的作用，它不仅提供了关于肿瘤大体（GTV）结构的信息，而且还提供了关于

GTV内部成分的信息。

本研究中，我们探讨了分形分析在非小细胞肺癌组织学分类中的作用。我们采用计盒算法，其目的是在感兴趣区覆盖不同大小的盒子，并根据每个盒子的大小优化数量。总体来说，该技术贡献如下：

（1）建立一个算法，可以计算给定体积中二维感兴趣区域的分形维数。

（2）在影像组学特征基础上，分析分形维数对非小细胞肺癌亚型分类的帮助程度。

4.2　方法

本研究采用的方法包括获取具有不同组织学亚型的非小细胞肺癌（如鳞状细胞癌、大细胞癌、腺癌和"非特指型"）图像，通过GTV分割、分形计算、影像组学特征提取和模型验证来识别肿瘤的组织学类型。图4.1显示的是工作流程。

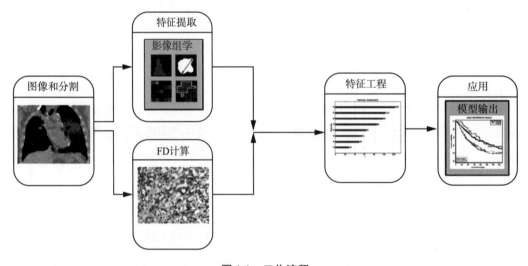

图4.1　工作流程

4.2.1　图像分析

下面的实验涉及非小细胞肺癌的CT图像。本研究纳入了317例患者的影像学资料，数据来源于http://www.cancerimagingarchive.net/收集的非小细胞肺癌放射学资料。图像采用医学数字成像和通信（DICOM）格式，每位患者的CT图像都有相应的结构化报告（RTSTRUCT），由放射科专家组成的放射科医师团队进行GTV勾画。表4.1显示人群统计分布数据。

表4.1 受试者人群统计分布数据

项目	腺癌	大细胞癌	鳞状细胞癌	非特指型
受试者数量	40	108	110	59
男性	20	65	70	41
女性	20	43	40	18
平均年龄（岁）	67.2	66.9	70.2	65.6

通过访问包含GTV轮廓信息的DICOM标签，利用RTSTRUCT文件中的信息，我们创建了一个描述GTV的掩码。提取的图像特征被叠加在实际图像上，以描绘感兴趣区域。此外，我们对图像进行了最小最大值归一化，以尽量减少尖峰像素的影响。

4.2.2 分形维数的计算

分形维数（FD）是通过计盒方法计算的，并且经过优化，可以推断出每个感兴趣区域的分形维数。在我们的方法中，提取了GTV的每个表面轮廓，并应用计盒算法来计算包含肿瘤体积的每个层面的分形维数。图4.2显示了不同网格尺寸盒子数量变化的示意图。

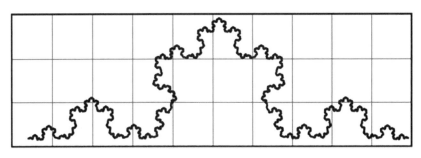

用1个单位的盒子表示科赫曲线，总共包含18个盒子

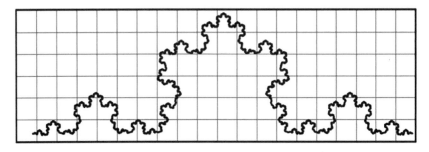

用1/2个单位的盒子表示科赫曲线，总共包含41个盒子

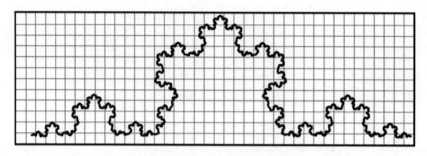

用1/4个单位的盒子表示科赫曲线，总共包含105个盒子

图4.2 不同网格尺寸盒子数量变化的示意图

在本研究中，FD是根据CT层面上具有侵袭性的GTV计算的。计算公式见式（4.1）。

$$FD = \frac{\log(N)}{\log\left(\frac{1}{r}\right)'} \tag{4.1}$$

其中FD是分形维数，N为需要覆盖感兴趣区的盒子数量，r是每个盒子的大小。

通过改变盒子的大小递归地应用式（4.1），从而将其转化为曲线拟合解。原则上，这相当于一个线性拟合问题，其中对应于N和$1/r$的点是拟合的，线的斜率提供了FD值。这也是我们将对数应用于式（4.1）的原因之一。将曲线拟合方法简化为直线拟合方法，而直线拟合方法在计算上更容易求解。另外，对数本质上是一个单调函数，不会改变原始方程。基于对每个切片进行计算，样本子集的FD值如图4.3所示。

4.2.3 影像组学特征提取

从GTV中提取定量图像特征，将图像特征分为4个子类：①一阶特征；②纹理特征；③基于形状和大小的特征；④小波特征。一阶特征提供GTV内的体素强度分布。利用灰度共生和灰度游程纹理矩阵计算纹理特征，有助于提供各种灰度分布的相对位置。形状和大小特征提供了肿瘤生长呈球形、圆形或拉长的程度，以及关于肿瘤面积、密度和肿瘤体积的诸多信息。小波特征通过以GTV作为输入将该区域解耦为高频和低频来提供信息。该方法将原始图像分解为八级小波分解（X_{LLL}、X_{LLH}、X_{LHL}、X_{LHH}、X_{HLL}、X_{HLH}、X_{HHL}和X_{HHH}），其中L和H分别为低通和高通。例如，X_{LHL}被解释为低通子带，因为方向滤波器在x方向的低通、y方向的高通和z方向的低通。

$$X_{LLH}(i, j, k) = \sum_{p=1}^{N_H} \sum_{q=1}^{N_L} \sum_{r=1}^{N_H} H(p) L(q) H(r) X(i+p, j+q, k+r) \tag{4.2}$$

其中N_H为滤波器H的长度，N_L为滤波器L的长度。

共提取431个放射组学特征，这些特征构成每个受试者的特征向量。此外，加上从分形维数计算获得的最大FD值和平均FD值，每个受试者共有433个特征向量。

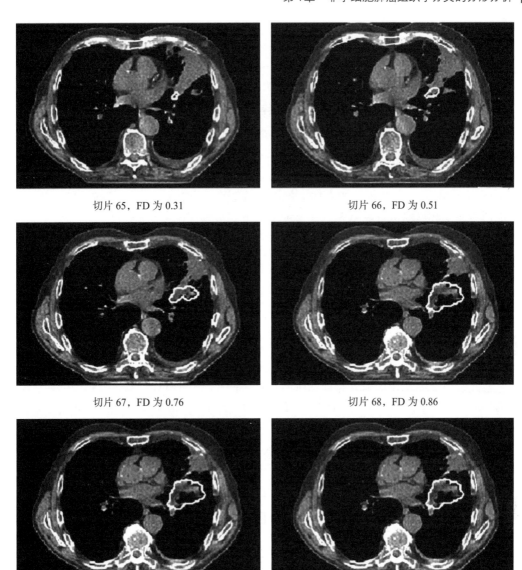

切片65，FD为0.31

切片66，FD为0.51

切片67，FD为0.76

切片68，FD为0.86

切片69，FD为0.83

切片70，FD为0.84

图4.3 受试者来自NSCLC数据集肺001号，具有FD计算值

4.2.4 分类

本实验建立了两个数据模型，一个具有所有的放射学特征及分形特征，另一个只具有放射学特征，不包括分形特征。利用随机森林分类器（RFC）构建一个预测肿瘤组织学分类的模型，分为以下子类之一：鳞状细胞癌、大细胞癌、腺癌和未特指型。RFC使用python中的sklearn集成包来实现，为了获得最佳的参数集，我们使用Scikit-Learn的RandomizedSearchCV包定义了一个超参数范围网格，对每个组合值执行10次交叉验证。

在这个实验中调整的超参数和RFC的值如下。

- 最大特征数：此参数描述了在决策树划分节点时所考虑的最大特征数。在实验中采用"自动"设置，它将获取每棵树的所有特征。虽然这个选项降低了算法的速度，但是它在每个节点提供了大量选择。此外，在本实验中，我们首先选择了前15个贡献度大的特征，然后使用它们进行分类任务，因此与原来的433相比，减少了样本量。
- 数量估计：这个参数表示随机森林中最多有多少棵决策树。在这个实验中，从经验判断这个参数的最佳值是10。
- 分割标准：此参数描述分割的标准。在这个实验中，我们使用了基尼系数测量。
- 最大深度：这个参数有如森林中每棵树的深度。树越深，它就有越多的分裂，能捕捉到的关于数据的信息就越多。在这种情况下，最佳深度值是15。
- 最小样本叶：叶子节点含有的最少样本数。在这个实验中，参数的最佳值是3。

4.2.5 结果

总计有317名受试者被纳入组织学分类，其中40%的受试者为女性，平均年龄为68岁。进行Pearson相关分析以了解一阶影像组学特征和FD特征与组织学类别的相关性。可以观察到，与其他一阶影像组学特征相比，最大FD与组织学类别具有最大相关性。此外，肿瘤体积作为独立特征的排名远低于图4.4中的FD值。这与组织学分类中肿瘤的形态学较体积更重要是一致的。影像组学特征的分类准确率为74%，而纳入FD特征的分类准确率为86%（$P < 0.001$）。此外，纳入FD特征后，分类的灵敏度和特异度分别提高了8个百分点和17个百分点（图4.5）。

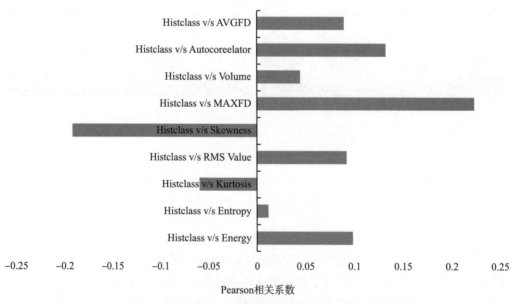

图4.4　组织学与各种一阶影像组学特征和FD特征的相关性

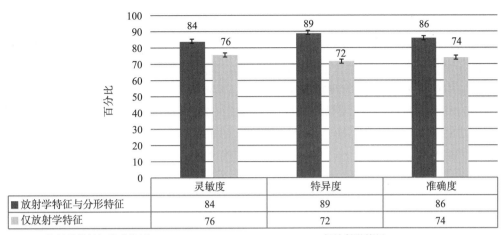

	灵敏度	特异度	准确度
放射学特征与分形特征	84	89	86
仅放射学特征	76	72	74

■ 放射学特征与分形特征　　　■ 仅放射学特征

图4.5　包含FD特征和不包含FD特征之间的分类度量比较

此外，利用随机森林分类器进行组织学分类，将这些特征按照重要性进行排序，如图4.6所示。组织学分类的主要特征包括HHH_Sum Entropy、HHH_LGRE、HHH_RLN、反差分矩归一化（IDMN）、HHH_GLN、HHH_SRHGE、HHH_IDMN、相关信息测度2（IMC2）、最大FD（MAX FD）、平均FD（AVG FD）、HHH_Sum方差（HHH_Sum variance）。另外，值得注意的是，在NSCLC组织学分类特征重要性排序中，FD衍生的最大FD和平均FD特征被列于前15位。实质上，小波特征和FD参数是组织学分类最重要的贡献特征。

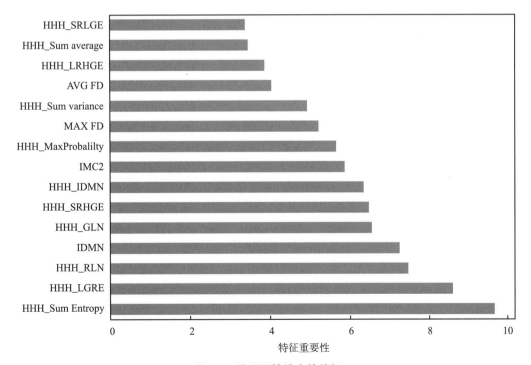

图4.6　按重要性排序的特征

4.3 结 论

在这项研究中，我们确定FD特征在NSCLC的组织学分类中起重要作用。对二维轮廓区域应用分形分析可以提供有价值的信息，并反映总体肿瘤的侵袭性。然而，我们的研究有一个局限性：分形计算应用于二维轮廓GTV区域。这项研究可以扩展到使用网格方法的三维分形分析算法，以便GTV区域更好地用于计算FD。此外，对于一个非常小的肿瘤轮廓，使用与盒子数量和大小相关的公式 $[\log(N) \text{ vs } \log(1/r)]$ 可能没有足够的点来覆盖肿瘤轮廓。在这种情况下，最佳拟合线只是一个近似值，这也反映在FD值中。

第 5 章

基于多特征的膝关节骨关节炎X线图像的分类

Ravindra S. Hegadi, Dattatray N. Navale,
Trupti D. Pawar, Darshan D. Ruikar

5.1 引言

骨关节炎（osteoarthritis，OA）是一种关节炎，可能是由关节内软骨部分的破坏和进一步的丢失引起的。软骨主要由蛋白质组成，位于骨骼之间，起着缓冲作用。软骨的丧失导致两块骨之间相互摩擦，引起关节肿胀、疼痛和运动困难。随着时间的推移，关节骨形态也会发生改变。

此外，关节炎可能会引起骨质增生，形成骨刺。在严重情况下，关节内的骨骼或软骨可能会碎裂并游离，导致严重的疼痛和损伤。疼痛的程度随着患部活动的增加而加剧，而在休息时则减轻。骨关节炎是100多种不同类型的关节炎之一。骨关节炎的好发部位是手、足、脊柱、髋和膝的关节。关节炎如果原因不明，则称为原发性关节炎；如果已知原因，则称为继发性关节炎。老年人是受骨关节炎影响最为严重的人群。根据WHO的统计数据显示，60岁以上的人群中，全世界有9.6%的男性和18%的女性患有骨关节炎。在风湿性疾病中，骨关节炎居第二位，占印度所有风湿性疾病的22% ～ 39%。约45%的65岁以上印度女性患有骨关节炎。

5.2 骨关节炎的原因

骨关节炎的发生与多种因素有关。随着年龄的增长，骨关节炎会随之进展，女性比男性更易患病。创伤如半月板撕裂、副韧带损伤和关节骨折等也可能导致骨关节炎的发生。过度使用膝关节，如日常重体力活动和经常重复性职业工作（如体能教练）可能增加患骨关节炎的风险。运动员患骨关节炎的概率也很高。肥胖人群，尤其是35岁左右者，患骨关节炎的风险更高，因为超重会增加软骨撕裂的风险，因此就性别而言，女性比男性患骨关节炎的风险更高，尤其在欧洲国家。

5.3 膝关节骨关节炎程度

该研究旨在对正常和患有骨关节炎的膝关节图像进行分类，并对膝关节骨关节炎的分级进行详细研究。根据Kellgren-Lawrence分级表，膝关节骨关节炎分为5级。0级，即正常或健康膝关节，膝关节没有骨关节炎症状。1级，骨关节炎患者表现为轻度阶段，半月板轻度磨损，膝关节骨端有骨刺生长迹象。可有轻微的关节间隙狭窄及唇状骨性突起形成。2级，膝关节的X线图像可能见到骨赘和可见的关节间隙狭窄，可见更多的骨刺生长，患者会出现关节疼痛的症状。在长时间的坐位或睡觉后，膝关节会变得僵硬和不舒服。在此阶段，由于蛋白水解酶的产生增加，软骨基质将发生蛋白水解，但膝关节部位的软骨和软组织看起来仍保持正常。3级，即中度阶段，膝关节部位可见中等大小多发性骨赘，同时可观察到中度的关节间隙狭窄，这可能导致一些硬化和骨骼轮廓变形。骨骼之间的间隙狭窄是由软骨表面受损造成的。软骨受损后，蛋白聚糖和胶原片段被释放到滑液中，导致关节骨刺的进一步发展，同时骨关节表面也变得更加粗糙。3级，骨关节炎患者往往伴有关节炎症，如行走时经常疼痛，也可能听到爆裂声和啪啪声。4级，骨关节炎的严重期。在这一阶段，膝关节的关节间隙显著缩小，存在明显的较大骨赘和严重的硬化发展，以及明显的骨轮廓畸形。由于磨损，大部分软骨已经丧失，导致膝关节变得更加僵硬。同时，由于滑膜腔滑液减少，骨骼之间的摩擦增加，进一步加重了行走或移动关节时的剧烈疼痛。在此阶段，滑膜金属蛋白酶、细胞因子和肿瘤坏死因子（TNF）过度产生，进一步破坏了膝关节周围的软组织。骨关节炎不同阶段的X线图像如图5.1所示。

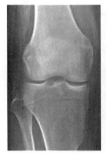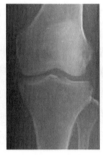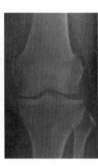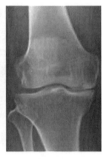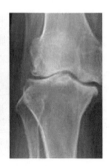

正常膝关节　　　　1级骨关节炎　　　　2级骨关节炎　　　　3级骨关节炎　　　　4级骨关节炎

图5.1　骨关节炎分级
（图片由Ju Hee Ryu等提供）

5.4　拟定工作

放射影像学工具，如X线、MRI和CT等，可以帮助医师确定骨关节炎及其他症状的可能性。骨关节炎的严重程度通常采用分级的形式表示，Kellgren和Lawrence提出的分级方法是世界各地放射学医师在识别骨关节炎中最常用的分类标准（K&L标准）。该标准将骨关节炎分为5个等级（从0级到4级），具体如5.3所述。许多研究人员使用K&L标准对骨关节炎进行分类和分级，此标准被WHO采纳，用于骨关节炎的流行病学研究。然而，在1963年首次发表的关于骨关节炎的出版物中，未提供分级说明。后来，有许多研究使用原始K&L标准进行分类和分级，但这些研究对膝关节骨关节炎的严重程度分类和分布的描述不同，且这些研究并没有在膝关节的临床症状和分级标准之间建立完美的关联。

根据分级描述，骨关节炎患者膝关节部位的疼痛与膝关节骨关节炎的严重程度直接相关。骨关节炎级别较高的患者预计会经历更多的膝关节疼痛。然而，在实际情况下，患有中度（3级）至重度（4级）膝关节骨关节炎的患者可以没有膝关节疼痛。尽管膝关节骨关节炎的程度很高，但他们为什么没有感到疼痛的原因目前尚不清楚。

在评估骨关节炎等级时，放射图像的视觉分析通常遵循方法学。在各种可用的成像方法中，MRI是最有用的，因为它提供了一种评估膝关节软骨部分的方法，这在膝关节的骨关节炎分级中起着至关重要的作用。它还提供有关软骨结构损伤的信息。然而，MRI是一种昂贵的检查，难以普及，特别是在农村和半城市化区。与MRI相比，一种经济有效且易于使用的替代成像技术是X线检查。在本章中，拟采用不同的方法将膝关节分类为正常或异常（即患骨关节炎）。采用不同的预处理技术和曲率对图像进行预处理，并提取纹理特征。采用多分类器对图像进行分类，并对分类结果进行比较。

5.5 文献调查

随着技术的进步，骨科医疗领域正在积极采用计算机化解决方案。过去，许多研究人员致力于开发基于虚拟现实的模拟器、自动匹配的术前手术规划师、结果预测系统和解释性协助系统用于技能培训。除此之外，还进行了几次成功的尝试，开发了一种计算机辅助诊断（CAD）系统，该系统使用X线、CT和MRI对膝关节骨关节炎的严重程度进行分级。这些研究人员使用不同的预处理技术、分割方法和分类器来检测与分割滑膜腔区域，识别图像是否正常，并对这些图像进行分级。

R.S.Hegadi等使用基于块的纹理分析方法和支持向量机（SVM）分类技术，对膝关节骨关节炎进行识别。他们将每幅图像分成9个大小相等的块，并从这9个块中提取偏斜度、峰度、标准差和能量等不同的纹理特征，共生成36个特征向量。使用支持向量机分类器将图像分为正常图像和骨关节炎图像。对于正常图像该算法的准确率为80%，对于骨关节炎图像该算法的准确率为86.7%。

J.Duryea等研发了一种半自动方法，用于测量骨关节炎患者膝关节软骨的损失。在该研究中，记录了5个区域的软骨体积变化，使用了多个指标，如体积平均变化、标准差和标准化反应时间等。此外，他们使用基于柱坐标的三维坐标系来测量软骨体积的变化。通过对24名不同患者的研究，确定了固定测量位置以分割滑膜腔区域。在这种情况下，如果受试者和时间点不同，那么与其他研究的比较就显得至关重要。

L.Anifahet等提出了使用自组织映射对骨关节炎图像进行分类的方法。本文采用对比度受限自适应直方图均衡（CLAHE）和模板匹配来判断图像是属于左膝还是右膝。为了识别滑膜腔区域，他们使用Gabor kernel函数、模板匹配、灰度重心法对膝关节图像进行分割。灰度共生矩阵（GLCM）特征用于进一步分类5个等级的骨关节炎数据。结果显示，0级和4级图像的准确率高于1～3级图像（用准确率、特异度和灵敏度评估这一结果）。

Joseph Antony等提出了使用CNN自动量化放射学膝关节骨关节炎严重程度的方法。在该方法中，膝关节骨关节炎严重程度的评估被视为一个图像分类问题，K&L标准是分类的基础。研究中使用的数据集包含从4476名参与者中获取的双侧后前（PA）固定屈曲膝关节X线图像，这些图像是从基线（图像发布版本O.E.1）中获得的骨关节炎倡议（OAI）数据库中提取的。作者使用深度卷积神经网络对图像进行分类，该网络在训练期间采用了数据增强技术和预训练的卷积层。最终采用具有5倍交叉验证的线性SVM分类器对图像进行分类，其准确率为95.2%。

Chunsoo Ahn等提出了利用自适应函数和OAI模板数据对膝关节进行全自动、基于水平集的MRI分割。他们采用了两种方法，即基于水平集的分割和新模板数据。使用戴斯相似系数（DSC）评估试验结果，股骨、髌骨和胫骨软骨的准确率分别为87.1%、84.8%和81.7%。在试验中，使用了10名受试者的数据。文献中的大多数研究尝试仅用2种类型软骨组织（股骨和胫骨）来识别骨关节炎。然而，在本实验中，使用了3种类型的膝关节软骨组织（股骨、髌骨和胫骨）。

Pooja P. Kawathekar等提出了使用纹理和统计特征（如熵、标准差、粗糙度和对比度）来分析膝关节放射学图像骨关节炎的严重程度。这些特征表现出随膝关节骨关节炎严重程度的不同而变化。为进行分类，他们采用了一种基于滑膜腔分级的方法来对膝关节图像进行分类。他们提出的算法能够以足够的准确度检出和分类膝关节骨关节炎。该方法对3级图像的准确率高达92%。

H.Oka等开发了一个全自动膝关节骨关节炎CAD系统，用于量化膝关节X线片上的主要骨关节炎参数。在这项研究中，作者开发了一个全自动程序，称为膝关节骨关节炎计算机辅助诊断（KOACAD）。KOACAD用于量化骨关节炎，并进一步验证了其系统的可重复性和可靠性。为了进一步研究，1979年，收集了大规模队列人群的一些膝关节前后位X线片，并使用KOACAD及传统的分类分级系统对这些数据进行了分析。

S.Hegadi等提出了一种从膝关节X线图像中分割滑膜腔区域的分割方法。该方法使用维纳滤波和阈值技术对骨关节炎图像进行预处理，然后通过识别强度分布来定位滑膜腔区域。在定位滑膜腔区域后，他们从膝关节X线图像中分割出该区域。最后，作者将其结果与手动分割结果进行了比较，发现其结果与手动分割的结果一致。

Jurgen Frippet等提出了一种基于临床MRI图像分割正常膝关节的方案。他们的工作包括3个阶段：分割骨区域、提取骨与软骨的交界面和最后提取软骨。在骨区域分割方面，他们使用了三维主动形状模型。而对于骨骼和软骨交界面的提取，则使用了基于该区域点的先验技术。

Patel等提出了一种使用分水岭算法从膝关节MRI图像中分割软骨的方法，这种分割方法的应用非常简单。为了早期发现骨关节炎并进行分割，他们使用膝关节软骨的MRI图像。一旦检测到骨关节炎，他们需要分割滑膜腔区域。为了能进行分割，他们获取了MRI DICOM（医学数字图像和通信）图像，然后将检测到的区域覆盖到原始膝关节MRI DICOM图像上。

Aleksei Tiulpin等提出了一种基于深度学习的方法，用于膝关节X线图像自动诊断骨关节炎。他们提出了一种新技术，称为透明计算机辅助诊断方法，该方法基于CNN，根据K&L标准自动评估膝关节骨关节炎严重程度。研究使用来自多中心骨关节炎的数据集，并对来自OAI数据集的3000名随机选择的受试者（5960个膝关节）进行验证，以正确训练该数据集。与临床专家委员会的判读结果相比，他们提出的方法得出的质量

Kappa系数为0.83，多分类（机器学习）平均准确率为66.71%。此外，他们还报告了放射诊断骨关节炎的ROC曲线下面积为0.93。

Mahima Shankar Pandey等提出一种利用X线图像检测膝关节骨关节炎的方法。与MRI和CT图像相比，X线图像无法提供更多关于受伤骨骼准确位置的详细信息，这是一个挑战。此研究中膝关节的工作数据集来自德国亚琛工业大学医学信息学部（X线图像）。该数据集收集了10 000幅图像，被分为57个类别（2005年）。该研究采用直方图均衡化和对比度拉伸的方法对这些图像进行预处理，以增强图像。更大的挑战是在预处理图像上检测边缘和仅裁剪滑膜腔区域。为了获得更好的结果，研究应用了二进制操作。由于每个骨骼的边界已知，该方法通过测量厚度检测出骨关节炎。

Rabia Riad等提出了使用复小波分解纹理分析进行膝关节骨关节炎的检测。他们使用骨纹理分析对不同阶段的膝关节骨关节炎受试者进行分类。他们的研究工作主要分为5个步骤。首先，引入了图像预处理步骤以保留骨骼纹理的关键信息。对图像进行预处理后，再对滤波后的ROI进行未抽样双树复小波变换。采用复小波系数、冯·米塞斯准则和包装柯西分布概率密度函数的参数进行建模。随后使用最大似然估算法估计每个模型的参数，并进一步将这些参数用于骨骼分类。最后，利用膝关节X线图像对所提方法的性能进行了评估。

5.6 拟议方法学

在这项研究工作中，采用曲率和纹理两种方法对膝关节X线图像进行正常或OA组分类，并将这两组方法所得结果进行了比较。

5.6.1 噪声去除和图像增强

首先，本研究工作中获取患者特定的包含滑膜腔区域的X线图像。这些图像以RGB颜色格式显示。在进一步处理之前，将这些图像转换为灰度格式。图5.2A以RGB颜色格式显示图像，而图5.2B以灰度格式显示转换后的图像。X线图像易受噪声影响。噪声可能在图像捕获期间获得，或者由于相机的质量差，以及环境影响（如高温或高湿度）而增加。因此，为了去除噪声并增强所需部分（滑膜腔区域），需要采用有效的噪声去除和图像增强技术。噪声去除技术有很多种，如顺序滤波器、中值滤波器、高斯滤波器和顺序统计滤波器。然而，在本研究工作中采用了维纳滤波器来去除噪声，它是一种二维自适应去噪滤波器，可根据图像中的局部方差进行自适应。选择维纳滤波器有5个主要原因，具体如下：①对于较高的局部噪声，方差滤波器执行较小的平滑量，而对于较低的局部噪声，方差滤波器执行较大的平滑量。②与线性滤波器相比，维纳滤波器的性能更好。③维纳滤波器在计算所需时间方面非常有效，相对于线性滤波器有更快的速度。④维纳滤波器在高斯噪声等加性白噪声中表现最好。⑤该滤波器的均方差是最优的，这意味着在滤波和降噪过程中均方差最小。维纳滤波器在均方差方面是最优的。过滤后，使用CLAHE对过滤图像的对比度进行增强。CLAHE通过在较小的区域中操作像素强度的值来增强图像，而不是在整个图像中进行操作。使用双线性插值技术连接相邻的增强区域，以避免处理后的块生成边界。我们选择的CLAHE块大小为8×8。这些增强的结果如图5.2C所示。

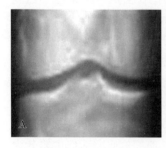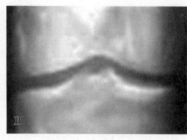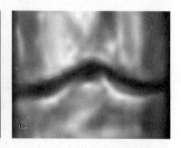

图5.2　图像预处理阶段
A.原始图像；B.转换为灰度；C.去除噪声后的图像

5.6.2　基于曲率的特征提取方法

该方法采用初始预处理图像提取滑膜腔区域。为了实现这一点，我们使用了基于活动轮廓模型的分割技术。在分割完成后，我们采用3×3结构元的形态学侵蚀技术获得滑膜腔区域的边界。对于分类，我们选取的特征是在这些边缘上获得的曲率值。为计算曲率，我们使用像素梯度获得沿x轴和y轴的曲率梯度矩阵。与OA图像相比，正常图像通常具有平滑的曲率值。获得均值和标准差值后，使用k近邻分类器进行分类。以下详细介绍了所提的方法。

5.6.3　图像分割

去除噪声后，本研究采用基于活动轮廓的分割方法将滑膜腔区域与背景分离。对于活动轮廓的实现，使用了基于区域的能量模型，这是多级分割模型的近似值。这个多阶段模型使用水平集来表示曲线演化的公式，如图5.3所示。水平集函数有一个隐式轮廓，其中演化曲线在水平集函数的零水平线处被处理。活动轮廓技术的基本目的是将输入图像分割为两部分区域，称为对象区域和背景，通过使用三维水平集函数的零级曲线嵌入对象的边界线。原始图像和使用活动轮廓的分割结果如图5.4所示。

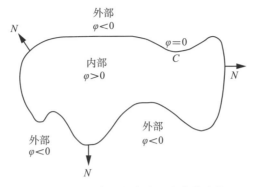

图5.3 使用水平集方法制定曲线演化

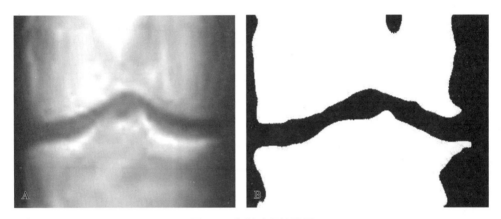

图5.4 分割过程的结果
A.原始图像；B.分割图像

5.6.4 边界提取

分割后的图像为二进制形式。简单形态边界采用3×3结构元提取分割区域的内边界，将滑膜腔区域与骨骼部分分离。提取边界的结果如图5.5A所示，原始图像中的边界如图5.5B所示。

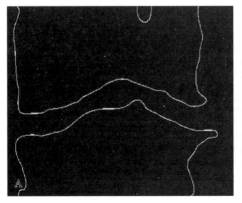
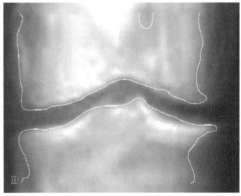

图5.5 边界提取
A.使用形态学技术提取边界；B.滑膜腔区域的边界

5.6.5　边缘曲率计算

从分割图像中提取边界的主要目的是定位滑膜腔区域的边界。然而，有可能在滑膜腔区域之外产生虚假的物体边界，通常致边缘的尺寸变小。消除了这种假轮廓，可保留较大的边缘以供进一步处理。滑膜腔区域的特性将有助于将图像分类为正常图像或骨关节炎图像。对于正常图像，边缘较平滑，曲率值变化较小，而对于异常图像，边缘将具有较高的局部曲率。图5.6A显示消除假轮廓后剩余较长的边缘线，图5.6B是这些边缘段的曲率图。

图5.6B所示曲率均值和标准差分别为0和1.26。计算所有图像的均值和标准差值，并使用k近邻分类器（k-NN）将图像分为两组：正常组和骨关节炎组。k近邻分类器是一种非参数方法，用于分类和回归。它有两个阶段：训练和分类。k近邻分类器的结果是类成员。分类对象的属性将取决于其相邻成员的多数属性，且该对象将被分配到k近邻中距离最近的类。

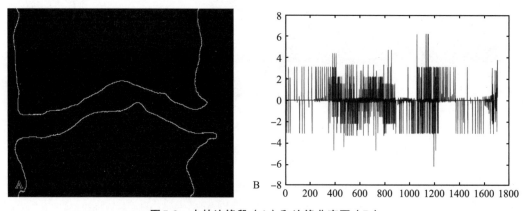

图5.6　大的边缘段（A）和边缘曲率图（B）

5.6.6　分类

曲率的均值（$\bar{X}$）和标准差（σ）分别使用式（5.1）和式（5.2）计算。

$$\bar{X} = \frac{1}{n}\sum_{1}^{n} X_i \tag{5.1}$$

$$\sigma = \sqrt{\frac{1}{n}\sum_{i=1}^{n}(X_i-\lambda)^2} \tag{5.2}$$

5.6.7　结果和讨论

为了进行试验，从当地医院收集了8幅正常图像和10幅不同程度骨关节炎的图像。在放射科医师的指导下识别图像是属于正常者还是骨关节炎患者。采用Matlab R2016a软件实施所提出的工作。k近邻算法利用两个特征（均值和标准差）对进一步工作的精度进行分类。

5.6.7.1　异常图像的结果

图5.7显示了用提出的方法对一位骨关节炎患者的一幅图像分析所获得的结果。图5.7A显示了原始X线图像。图5.7B和图5.7C分别显示了提取的边界和该边界的曲率图。

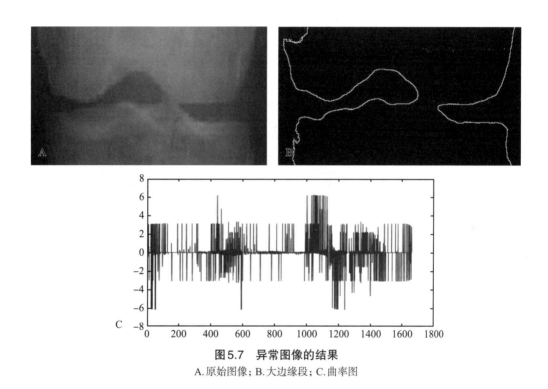

图5.7　异常图像的结果
A.原始图像；B.大边缘段；C.曲率图

5.6.7.2　正常图像的结果

图5.8显示了用提取的方法在正常骨骼图像上获得的结果。图5.8A显示了原始X线图像，而图5.8B和图5.8C显示了提取的边缘与该边缘的曲率图。

5.6.7.3　分类结果

拟议工作的分类结果（图5.9）的准确率为84%。散点图显示了两个特征：均值和标准差。

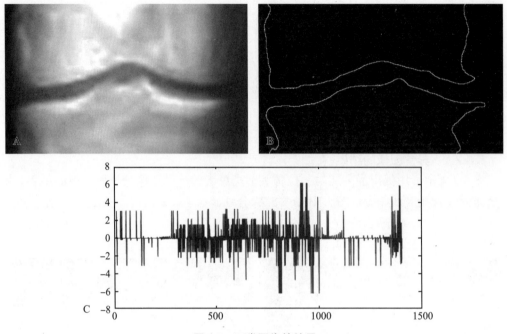

图5.8　正常图像的结果

A.原始图像；B.大边缘段；C.曲率图

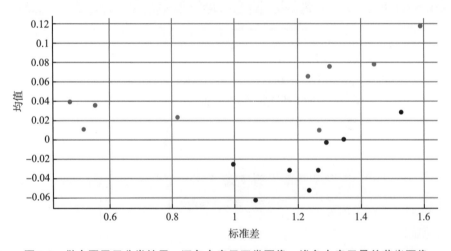

图5.9　散点图显示分类结果，深色点表示正常图像，浅色点表示骨关节炎图像

5.7　基于纹理分析的特征提取法

在该方法中，采用基于自适应阈值的分割方法来提取所需部分。为了精确定位滑膜腔区域，绘制边界框来隔离滑膜腔背景区域。然后，提取基于纹理的GLCM特征，如对比度、相关性、能量和均匀性，用于分类。支持向量机和k近邻分类器用于将图像分类为各自的类别。以下将详细说明此方法。

5.7.1 分割

强度变化是医学成像分析系统中的一个重要问题。这意味着相同的骨组织在不同的X线图像中显示不同的强度值。具有特定阈值的基于全局阈值的方法不适用于提取所需部分。因此，采用基于自适应阈值的分割方法从图像中提取滑膜腔区域。图5.10分别显示了输入的X线图像和分割图像。

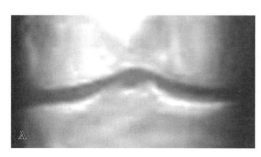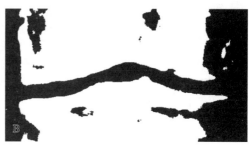

图5.10 原始X线图像（A）；分割图像（B）

图5.10B显示骨骼区域外的区域也相当暗。该区域既不属于骨，也不属于滑膜腔。为了避免这些较暗部分的存在导致进一步分割时出现不必要的复杂情况，在二进制图像上绘制一个边界框，如图5.11A所示，该边界框将在图像的所有侧面绘制一个矩形，以便框的每一侧都将接触二进制图像中的至少一个白色像素。由于滑膜腔区域也会变暗，这一步骤将有助于确定滑膜腔区域的中心部分。

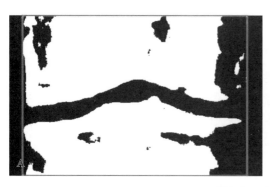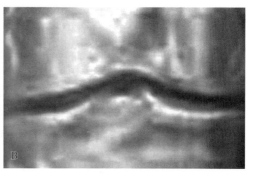

图5.11 裁剪操作
A.带边框的图像；B.裁剪图像

5.7.2 确定滑膜腔的中心

利用直方图属性定位滑膜腔区域的中心。在这一步中，首先对二进制图像进行反转，以使属于滑膜腔区域的像素显示为白色，骨骼区域像素显示为黑色。在反转图像中，行中最大数量的白色像素属于滑膜腔区域。包含最大白色像素数的行位于该图像中，见图5.12A。图5.12B显示了增强图像中的同一条线。下一个任务是通过保留滑膜腔周围的区域，从图像中删除不需要的区域。通过经验选择中心线上方和下方的60行，并使用特征提取法提取该区域，如图5.12C所示，完成该任务。

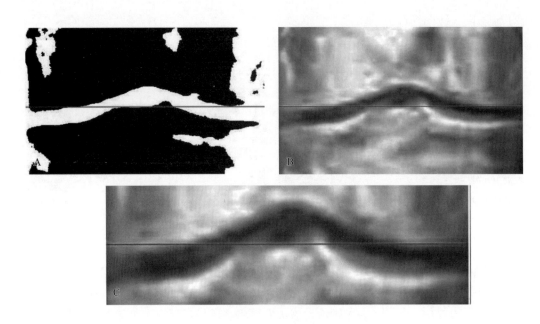

图5.12　定位滑膜腔区域的中心位置
A.反转图像；B.增强图像；C.裁剪图像

5.7.3　特征提取

从滑膜腔区域提取GLCM特征用于进一步分类。GLCM也称为灰度共生矩阵，是一种分析图像纹理的统计过程，它考虑图像像素之间的空间关系。基于GLCM，可以通过计算具有特定值的像素对在图像中出现的频率来提取图像的纹理特征，还可以建立像素之间存在何种类型的空间关系。我们基于GLCM提取了4个图像纹理特征：对比度、相关性、能量和均匀性。对比度是整个图像像素与其相邻像素之间的强度对比度，对于图5.12C中的图像，对比度为（0.0690，0.1181）。相关性是一种统计度量，显示了一个像素如何与整个图像中的相邻像素相关，对于图5.12C中的图像，相关性为（0.9876，0.9788）。能量为平方元素之和，为（0.1457，0.1321），均匀性为（0.9655，0.9410）。均匀性用于衡量GLCM中元素分布与GLCM对角线的接近程度。这些都是范围值。

5.7.4　分类

采用立方SVM和k近邻两种分类器进行分类。由于这项工作是一个二分类问题，SVM是理想的分类器之一，并且由于特征不可分离，因此选择了立方SVM。SVM算法通常用于模式分类和回归。在训练过程中，SVM算法找到最佳线性超平面，从而使未知测试样本的预期分类误差最小化。我们使用k近邻算法来处理分类和回归问题；此外，它是一种有用的技术，用于为邻近的贡献值分配权重。k近邻算法是一种适合于根据属性对数据进行聚类的算法。

5.7.5　结果和讨论

该实验使用Matlab R2016a软件并在带有8GB内存的i7处理器的个人计算机（PC）上进行。使用OAI中的14幅正常图像和17幅异常图像。有3幅异常图像，提出的算法均未能检测出滑膜腔区域的中心线。

5.7.5.1　异常图像结果

图5.13A显示了一位骨关节炎患者的图像。以二进制形式裁剪非骨骼区域的结果，如图5.13B所示。图5.13C显示了该异常图像的最终分割滑膜腔。从图5.13C所示的图像中提取GLCM特征，获得的对比度结果为（0.0779，0.0998），相关性结果为（0.9725，0.9652），能量结果为（0.2172，0.2073），均匀性结果为（0.9612，0.9502）。将这些结果与正常图像的结果进行比较，请注意，这两类图像的能量特征变化很大。与异常图像相比，正常图像产生的能量更低。

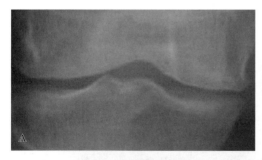
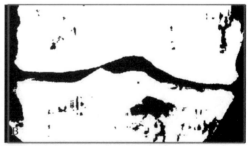
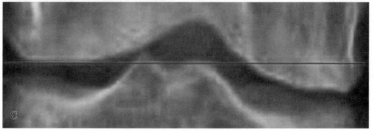

图5.13　骨关节炎图像结果

A.原始图像；B.边界框；C.滑膜腔区域中心

5.7.5.2 比较

我们提出的方法可以使用k近邻和立方SVM分类器对正常与异常图像进行正确分类。使用k近邻分类器对正常图像的分类率为100%，而SVM的分类率为79%。对于异常图像，k近邻和SVM分类器给出了100%的准确率。SVM分类器的总体分类准确度为89%。这两种分类方法通过四重交叉验证，结果与GW Stachowiak等做出的工作进行了比较。该工作分为6个阶段：①选定的骨松质（TB）纹理ROI；②TB纹理图像之间距离的测量；③生成分类器集成；④选择准确的分类器；⑤ROI的分类；⑥分类后的ROI。出于分类目的，他们使用了基于差异性的多分类器（DMC），通过双重交叉验证，其准确率为90.51%（表5.1）。

表5.1 分类结果和对比

图像	k近邻	立方SVM	基于DMC
正常	100%	79%	–
异常	100%	100%	–
全部	100%	89%	90.51

5.7.5.3 失败分析

如前所述，所提出的方法成功地识别了正常滑膜腔区域的中心部分，但对于其中的3幅异常图像，它未能做到这一点。其失败的原因之一是，在骨关节炎患者的图像中，上下骨骼之间的间隙将变窄。随着严重程度的增加，这一间隙进一步缩小。在这种情况下，属于滑膜腔区域的像素数也会减少。由于这个原因，该算法将错误地跟踪骨骼其他部分区域，而不是实际的滑膜腔，如图5.14所示。在图5.14B中可以注意到，在图像的底部错误地识别出了滑膜腔区域的中心部分。如果X线图像中的骨骼部分倾斜，该算法也会失败，因为滑膜腔区域中心部分的识别完全取决于骨骼的位置，并且预计在垂直方向上是正确的。

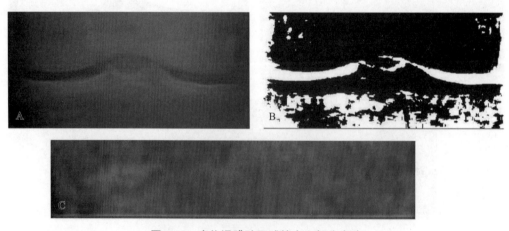

图5.14 定位滑膜腔区域的中心部分失败

A.异常图像；B.中心部分的错误定位；C.错误分割

5.8　结　论

在以上提出的工作中，使用两种不同的特征提取方法（基于曲率和基于纹理的边缘提取法）将图像分为两类：正常和异常。首先，从印度当地医院收集患者特定的 X 线图像。使用维纳滤波器和基于直方图均衡化的图像增强法分别去除不需要的伪影及增强所需的部分。在基于边缘曲率的方法中，采用活动轮廓和水平集相结合的多级分割方法从背景中分离出所需区域；此外，它还用于提取滑膜腔区域。其次，提取基于边缘曲率的特征，如边缘长度和边缘曲率图，并将其传递给 SVM 分类器，将图像分类为各自的类别。在基于纹理的方法中，采用了一种简单的自适应阈值分割技术来提取滑膜腔区域，然后使用边界框定位滑膜腔的中心部分。最后，提取 GLCM 特征，如偏度、峰度、标准差和能量，用于分类。使用 SVM 和 k 近邻分类器将图像分为正常和异常两类。对于正常图像和骨关节炎图像，k 近邻分类器均显示出 100% 的准确性。所提出的分类系统将图像分为两类。未来，我们的目标是研发一个系统，使用基于深度学习的分类方法将图像分为 5 个等级。

致谢

我们要感谢印度多专科医院奇特拉医院（Chidgupkar Hospital）为我们提供了 X 线图像，并允许我们在实验中使用这些图像。

第 6 章

非增殖性糖尿病视网膜病变的检测和分类

Ramesh R. Manza，Bharti W. Gawali，
Pravin Yannawar，K.C. Santosh

6.1 引言

人工神经网络（artificial neural network，ANN）是受中枢神经系统启发而开发的计算模型，能够解决复杂的机器学习和模式识别问题。ANN是由相互连接的"神经元"组成的系统，输入运算过程，就能自动计算出结果。识别糖尿病视网膜病变的典型神经网络是通过输入由眼底图像像素激活的一组神经元来定义的。这些神经元的激活通过权重进行处理，并通过设计者开发的功能转换为其他神经元。这个过程不断重复，直到最后一个输出神经元被激活，就可以确定眼底图像上出现了哪些病变。与其他机器学习方法一样，该系统的数据和神经网络信息已被用于解决传统编程难以解决的各种问题，包括计算机视觉和糖尿病视网膜病变识别。

6.2 方法

6.2.1 预处理

预处理是一个非常重要的部分，扫描过程中患者的运动、对焦不良、摆位不良、反射和光线不足会导致相当一部分图像质量较差，从而干扰分析。在视网膜图像中，可能有几个因素会引起变化，相机、照明、采集角度和视网膜色素沉着等差异可能会影响处理结果。为了观察眼底图像是否正常，可以提取它的掩模，然后对该图像进行处理。

6.2.1.1 RGB颜色分离

在医学图像处理中，绿色通道比红色和蓝色通道表现出更多的特征，被广泛采用。下面是红色、绿色和蓝色颜色分离的公式：

红色通道

$$r = \frac{R}{(R+G+B)} \tag{6.1}$$

r是红色通道，R、G、B分别是红、绿、蓝。

绿色通道

$$g = \frac{G}{(R+G+B)} \qquad (6.2)$$

g是绿色通道，R、G和B分别是红、绿和蓝。

蓝色通道

$$b = \frac{B}{(R+G+B)} \qquad (6.3)$$

b是蓝色通道，R、G和B分别是红、绿和蓝。

6.2.1.2　掩模分离

通过从RGB眼底图像中提取红色通道，然后对该红色通道图像应用一个阈值来提取眼底掩模，可以很容易地将眼底从背景中分离出来。

阈值：

$$T = \frac{1}{2}(m_1 + m_2) \qquad (6.4)$$

m_1和m_2是强度值。

6.2.1.3　图像增强处理

在对图像进行增强处理之前，先从RGB眼底图像中提取绿色通道，并在提取绿色通道后进行直方图均衡。

6.2.1.4　直方图均衡化

$p_s(s)$和$p_d(d)$分别表示标准图像和期望图像的概率密度函数。标准图像的直方图均衡如下：

$$u = T(s) = \int_0^s p_s(x)\,\mathrm{d}x \qquad (6.5)$$

通过类似的变换函数得到所需图像的直方图均衡化，如下：

$$v = Q(d) = \int_0^d p_d(x)\,\mathrm{d}x \qquad (6.6)$$

所需图像的d值如下：

$$d = Q^{-1}[u] = Q^{-1}[T(s)] \qquad (6.7)$$

使用标准的视网膜图像作为直方图规范技术的参考，与眼科专家一致。

6.2.2　从眼底图像中去除视盘

视盘（optic disc，OD）或视神经乳头（optic nerve head，ONH）是神经节细胞的轴突离开眼球形成视神经的地方。此处没有对光敏感的杆状体或锥状体对光刺激做出反应。在检测非增殖性病变时，OD和渗出物（exudate，EX）的颜色、形状和强度值往往相似，这使得系统难以区分OD和渗出物。即使是眼科专家，有时在试图识别OD和渗出物时也可能感到困惑。为了消除OD的干扰，可采取以下步骤：首先，通过直方图均衡化来对图像进行增强处理；其次，在经过直方图均衡化的图像上应用一个互补函数进行强度变换；在强度变换之后，执行减法操作（即从强度变换后的图像中减去互补图像）。这样得到的输出图像将不包含OD。

补码功能执行如下：

$$A^c = \{\omega | \omega \notin A\} \tag{6.8}$$

其中，A^c表示A的补数，ω是A的元素，而$\notin$代表不是A的元素，A表示一个集合。类似地，强度转换函数可以计算为

$$s = T(r) \tag{6.9}$$

其中，T表示变换，r表示强度。

使用绿色通道图像是为了去除OD，提取绿色通道后，先通过直方图均衡化进行增强处理，再使用补码函数以突显OD，进而利用亮度变换函数进行对比度调整，最后进行减法操作以去除OD。

6.3 微动脉瘤的检测

眼科检查发现，微动脉瘤（microaneurysms，MA）是眼底的深红色小圆点。为了识别微动脉瘤，医师建议采用荧光素血管造影术。在荧光素血管造影术中，通过手臂静脉注射一种染料，当染料在体内循环10～15秒进入眼睛的血管时，拍摄一系列照片来记录染料的扩散情况。随着大部分染料通过眼底血管后，会进一步拍摄照片，以观察是否有染料渗出血管或突出眼底。然而，视网膜的荧光素血管造影术不建议用于儿童、孕妇或心血管疾病的患者。此外，如果皮肤有破损，也可能会导致感染。在极少数情况下，如对染料过敏，可能会出现头晕或晕厥、口干或唾液增多、荨麻疹、心率加快、口中出现金属味、恶心和呕吐、打喷嚏等症状。

6.4 出血的检测

出血是糖尿病视网膜病变的首发症状之一，在其他眼部疾病中也很常见。其表现形式多种多样，如小圆点出血与微动脉瘤有关，在彩色眼底图像中与微动脉瘤难以区分；火焰状和斑点状（簇状）出血，是根据它们的形态而命名；更大范围的出血，称为船状出血。为了检测视网膜出血，需要拍摄高分辨率的眼底图像，然后从RGB图像中提取绿色通道。一旦被提取出，对比度有限的自适应直方图均衡（CLAHE）可以增强出血点的对比度。为了提取出血点，采用symlet小波（1级）提取出血点的精确位置。CLAHE执行如下：

$$g = \left[g_{max} - g_{mix} \right] \times p(f) + g_{mix} \tag{6.10}$$

g_{max}＝最大像素值

g_{mix}＝最小像素值

g＝计算出的像素值

$$p\,(f) = \text{CPD}\,（累积概率分布）$$

对于指数分布，灰度可以调整为

$$g = g_{\text{mix}} - \left(\frac{1}{\alpha}\right) \times \ln\left[\,1 - p\,(f)\,\right] \tag{6.11}$$

$\alpha =$ 剪辑参数

式（6.3）和式（6.4）解释了绿色通道分离、阈值和共线的公式。

6.5　渗出物的检测

渗出物是糖尿病视网膜病变最常见的表现之一，与血管的损伤和渗漏有关。在疾病的发展过程中，渗出物的范围和分布可能会有所不同。视网膜上的微小黄色硬斑是血液中脂肪的沉淀物，大量的白色或淡黄色的渗出物及胆固醇沉积物存在于视网膜后部，这些病变是导致失明的主要原因之一，因此需要通过早期筛查进行预防。值得注意的是，糖尿病视网膜病变的常规筛查过程中需要散瞳，可能会暂时影响患者的视力。

6.6　视网膜血管的提取

视网膜是眼睛内部的感光组织，其功能类似于相机中的胶片。眼内的光学元件将图像聚焦到视网膜上，引发一系列化学和电学事件。视网膜上的神经纤维将电信号发送到大脑，并由大脑将这些信号再现为视觉图像。视网膜由两个循环供血，这两个循环均由眼动脉（颈内动脉的第一个分支）供血。睫状后动脉的分支为视网膜的外层和中层供血。而视网膜新生血管不属于正常的血管，它的出现很可能会导致患者失明（新生血管容易破裂出血，从而导致玻璃体积血、纤维增生牵拉视网膜，导致视网膜脱离而失明），属于糖尿病视网膜病变中的增殖性病变。因此，视网膜血管的提取非常重要，提取后可以计算出血管的直径，以评估其是否正常。图6.1展示了视网膜血管提取的过程。

提取视网膜血管，需要采用高分辨率眼底图像，然后从彩色图像中提取绿色通道，因为绿色通道相比于红色通道和蓝色通道来说，能更好地显示图像的强度。在提取绿色通道后，对眼底图像进行增强处理，再对强度转换后的图像进行直方图均衡化，以突出视网膜血管。然后，在直方图均衡化的图像上应用形态学的开放功能以细化血管。但在进行细化操作时，可能会引入一些类似"盐胡椒"的噪声，再使用中值滤波器去除这些噪声。最后，通过阈值操作提取血管。此时提取得到的血管还没有显示确切的血管网络，因此需要应用symlet小波（1级），因为只有在这个级别上才能获得准确的血管信息。提取视网膜血管后，再通过公式计算血管的面积、直径、长度、厚度、平均直径、曲折度、串珠样静脉和分叉点。

原始图片　　　　　　　　　　血管　　　　　　　　原始图像上的血管

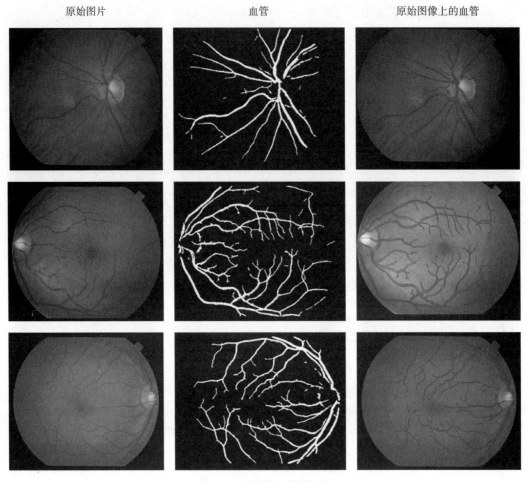

图6.1　视网膜血管的提取

面积：

$$面积 = \pi \times r^2 \qquad\qquad (6.12)$$

直径：

$$直径 = \sqrt{面积/\pi} \qquad\qquad (6.13)$$

长度：

$$长度 = \frac{面积}{2} \qquad\qquad (6.14)$$

厚度：

$$厚度 = \frac{面积}{长度} \qquad\qquad (6.15)$$

平均直径：

$$平均直径 = \frac{\sum X}{n} \tag{6.16}$$

$\sum X$ 是直径总和，n 是直径的数目。

曲折度：

$$曲折度 = \frac{长度}{间距} \tag{6.17}$$

串珠样静脉：

$$面积 = 5 \times 长度 \tag{6.18}$$

如果血管的面积等于长度的5倍，则表现为串珠样静脉。

细节技术（分叉点）：

$$M^m(m, n) = \begin{cases} \cos \alpha_i + j\sin \alpha_j m = x_i, & n = y_i \\ 0 \end{cases} \tag{6.19}$$

$(x_i, y_i, \alpha_i) \in M$ 是细节方向图的尺寸，M^m 指图像。

所有参数详细信息见后续章节（实验结果）。检测非增殖性糖尿病视网膜病变（NPDR）后，应用神经网络进行病变分级。神经网络是指每个系统不同层次的神经元之间的相互联系。示例系统有3层，第一层有输入神经元，通过突触向第二层神经元发送数据，然后通过更多的突触向第三层输出神经元发送数据。突触存储参数称为"突触权重"（weight），代指在神经元之间的突触连接中，传递神经信号的强度大小。

对NPDR分级后，应用受试者工作特征曲线（receiver operating characteristic curve，简称ROC曲线）进行分析，计算TP、FP、FN和TN；然后计算TP率、FP率、精确率、召回率和 F 值。以下是ROC曲线参数的公式。

$$TP率 = \frac{TP}{(TP + FN)} \tag{6.20}$$

$$FP率 = \frac{FP}{(TN + FP)} \tag{6.21}$$

$$精确率 = \frac{TP}{(TP + FP)} \tag{6.22}$$

$$召回率 = \frac{TP}{(TP + FN)} \tag{6.23}$$

$$F值 = \frac{2 \times TP}{(2 \times TP + FP + FN)} \tag{6.24}$$

6.7 实验工作

NPDR是糖尿病视网膜病变的早期阶段，视网膜中的微小血管可能会渗血或渗液，造成视网膜损害。NPDR分为轻度、中度和重度3个阶段。为了检测NPDR病变，如微动脉瘤、渗出物、出血和新血管形成，可使用数字图像处理技术，包括直方图均衡、强度变换函数和形态学操作等，可采用了symlet小波（1级）进行图像处理。以下是实验设置。

- 提取掩模。
- 去除OD。
- 检测微动脉瘤。
- 检测渗出物。
- 检测出血。
- 提取视网膜血管。

在预处理时，先从RGB图像中提取绿色通道，这是因为绿色通道相对于红色通道和蓝色通道来说，能够更好地显示高强度图像。

6.7.1 提取掩模

从眼底图像中分离掩模是非常重要的部分，因此在处理用于病变检测和提取的图像时，需要确保仅处理高质量的图像。提取掩模是为了获取视网膜的准确形状，如果提取的形状不准确，则应剔除质量不佳的图像，不进行下一步处理。在图6.2中，眼底图像数据库（DiarectDB0）的一些图像的掩模已损坏，为了避免使用这种类型的图像，可将掩模从眼底图像中分离出来，并移除有损坏的图像，以便进行进一步处理。图6.2显示

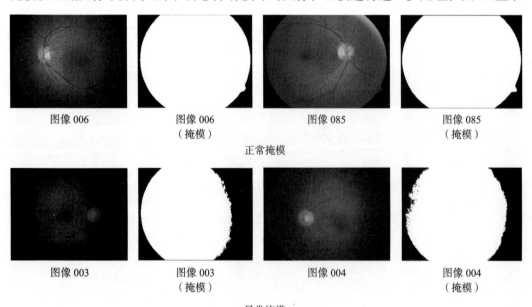

图像 006　　　图像 006　　　图像 085　　　图像 085
　　　　　　　（掩模）　　　　　　　（掩模）

正常掩模

图像 003　　　图像 003　　　图像 004　　　图像 004
　　　　　　　（掩模）　　　　　　　（掩模）

异常掩模

图6.2　眼底图像数据库

了正常和异常眼底图像的掩模提取情况。

6.7.2 移除OD

OD值主要是视网膜中较亮的部分。OD或ONH是神经节细胞轴突从眼球后形成视神经的位置（图6.3）。在检测非增殖性病变时，OD和渗出物可能具有相同的颜色，有时还具有相似的形状和强度值，这使得系统很难识别OD和渗出物，因此移除OD很有必要。为了解决这个问题，我们设计了一种算法，从眼底图像中移除OD。

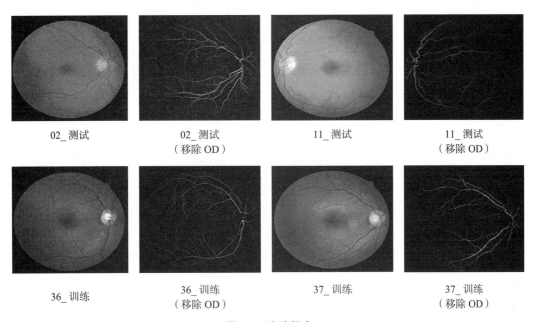

| 02_测试 | 02_测试
（移除OD） | 11_测试 | 11_测试
（移除OD） |

| 36_训练 | 36_训练
（移除OD） | 37_训练 | 37_训练
（移除OD） |

图6.3　移除视盘

6.7.3 微动脉瘤的检测

微动脉瘤是在临床上首次检测到的病变，它们是血管壁上的微小凸起，以红色小圆点的形式出现在视网膜毛细血管中，位于视网膜的内核层中。图6.4显示检测到的微动脉瘤。

原始图 微动脉瘤 原始图上的微动脉瘤

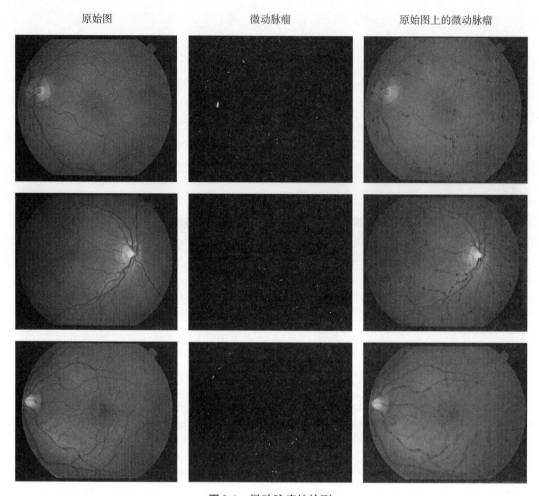

图6.4 微动脉瘤的检测

6.7.4 检测渗出物

渗出物是由血-视网膜屏障破坏引起的，血清蛋白、脂质和蛋白质会从血管中渗出。图6.5显示了提取的渗出物。

原始图	渗出物	原始图上的渗出物

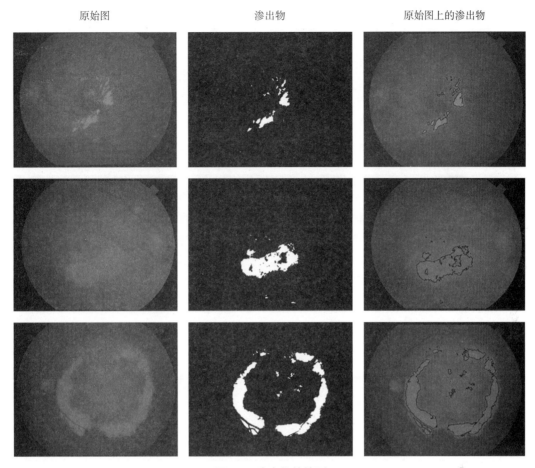

图6.5 渗出物的检测

6.7.5 检测出血

视网膜出血是指视网膜内血管的异常出血，位于视网膜的中间层，表现为点状或者印迹样出血。图6.6显示了出血的检测。

原始图　　　　　　　　　出血　　　　　　　原始图上的出血

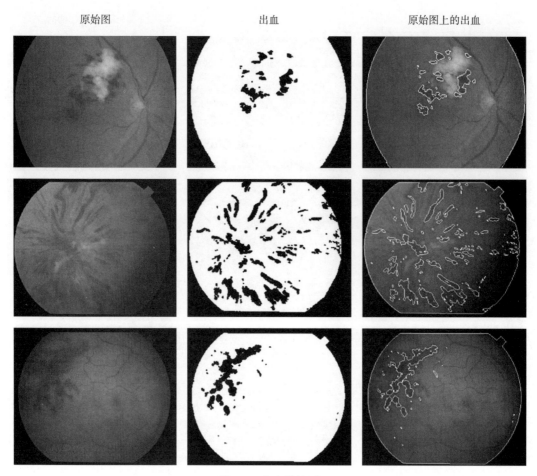

图6.6　出血的检测

6.7.6　NPDR病变的统计技术

以平均数、标准差、方差和相关系数术语对NPDR病变应用统计技术。相关系数（ r ）值可以取-1～1。当值为0时，表示两个变量之间不存在关联。大于0的值表示正相关，即随着一个变量的值增加，另一个变量的值也增加；小于0的值表示负相关，即随着一个变量的值增加，另一个变量的值减小。

6.7.6.1　微动脉瘤的统计技术

微动脉瘤的统计技术见表6.1。

表6.1　微动脉瘤的统计参数

序列	图像编号	(x)	(y)	$(x-\bar{X})$	$(y-\bar{Y})$	xy
01	图像002	612	912	595.61	895.24	558144
02	图像003	984	985	967.61	968.24	969240

续表

序列	图像编号	（x）	（y）	$(x-\bar{X})$	$(y-\bar{Y})$	xy
03	图像004	932	932	915.61	915.24	868624
04	图像005	889	905	872.61	888.24	804545
05	图像006	204	204	187.61	187.24	41616
06	图像007	795	795	778.61	778.24	632025
07	图像008	891	891	874.61	874.24	793881
08	图像009	138	138	121.61	121.24	19044
09	图像0010	137	147	120.61	130.24	20139
10	图像0011	688	688	671.61	671.24	473344
11	图像0012	474	474	457.61	457.24	224676
12	图像0013	100	100	83.61	83.24	10000
13	图像0014	136	136	119.61	119.24	18496
14	图像0015	143	143	126.61	126.24	20449
15	图像0016	149	149	132.61	132.24	22201
16	图像0017	31	31	14.61	14.24	961
17	图像0018	88	89	71.61	72.24	7832
18	图像0019	320	322	303.61	305.24	103040
19	图像0020	734	734	717.61	717.24	538756
20	图像0021	817	817	800.61	800.24	667489
21	图像0022	238	238	221.61	221.24	56644
22	图像0023	676	676	659.61	659.24	456976
23	图像0024	276	276	259.61	259.24	76176
24	图像0025	680	680	663.61	663.24	462400
25	图像0026	534	534	517.61	517.24	285156
26	图像0027	243	243	226.61	226.24	59049
27	图像0028	335	335	318.61	318.24	112225
28	图像0029	785	785	768.61	768.24	616225
29	图像0030	820	820	803.61	803.24	672400
30	图像0031	902	902	885.61	885.24	813604

其中

（x）手动的，（y）由系统

$$平均值（x）=\frac{491.7}{30}=16.39$$

$$平均值（y）= \frac{502.7}{30} = 16.76$$

$$方差（x）= \frac{\sum(x - \bar{X})}{N} = \frac{475.31}{30} = 15.84$$

$$方差（y）= \frac{\sum(y - \bar{Y})}{N} = \frac{485.94}{30} = 16.20$$

$$标准差（x）：\sqrt{方差（x）} = \sqrt{15.85} = 3.98$$

$$标准差（y）：\sqrt{方差（y）} = \sqrt{16.19} = 4.02$$

相关系数：

$$r = \frac{\sum(x - \bar{X})\sum(y - \bar{Y})}{\sqrt{\sum(x - \bar{X})^2 \sum(y - \bar{Y})^2}}$$

其中

$$\sum(x - \bar{X}) = 475.31$$

$$\sum(y - \bar{Y}) = 485.94$$

$$\sum(x - \bar{X})^2 = 225919.60$$

$$\sum(y - \bar{Y})^2 = 236137.69$$

$$r = \frac{475.31 \times 485.94}{\sqrt{225919.60 \times 236137.69}}$$

$$r = \frac{230972.15}{230971.51} = 1$$

上述对微动脉瘤的相关性为正相关。

6.7.7　渗出物的统计技术

渗出物的统计技术见表6.2。

表6.2　渗出物的统计参数

序列	图像编号	(x)	(y)	$(x - \bar{X})$	$(y - \bar{Y})$	xy
01	图像0032	35	42	33.24	40.19	1470
02	图像0033	47	49	45.24	47.19	2303

序列	图像编号	(x)	(y)	$(x-\bar{X})$	$(y-\bar{Y})$	xy
03	图像0034	102	106	100.24	104.19	10812
04	图像0035	31	31	29.24	29.19	961
05	图像0036	68	68	66.24	66.19	4624
06	图像0037	18	18	16.24	16.19	324
07	图像0038	41	41	39.24	39.19	1681
08	图像0039	96	96	94.24	94.19	9216
09	图像0040	89	89	87.24	87.19	7921
10	图像0041	48	48	46.24	46.19	2304
11	图像0042	21	21	19.24	19.19	441
12	图像0043	48	48	46.24	46.19	2304
13	图像0044	302	309	300.24	307.19	93318
14	图像0045	37	37	35.24	35.19	1369
15	图像0046	66	66	64.24	64.19	4356
16	图像0047	65	65	63.24	63.19	4225
17	图像0048	39	39	37.24	37.19	1521
18	图像0049	154	155	152.24	153.19	23870
19	图像0050	8	8	6.24	6.19	64
20	图像0051	37	37	35.24	35.19	1369
21	图像0052	10	15	8.24	13.19	150
22	图像0053	13	13	11.24	11.19	169
23	图像0054	13	17	11.24	15.19	221
24	图像0055	5	5	3.24	3.19	25
25	图像0056	43	43	41.24	41.19	1849
26	图像0057	51	51	49.24	49.19	2601
27	图像0058	5	9	3.24	7.19	45
28	图像0059	31	31	29.24	29.19	961
29	图像0060	41	41	39.24	39.19	1681
30	图像0061	22	28	20.24	26.19	616

其中

$$(x)手动的，(y)由系统$$

$$平均值（x）=\frac{52.86666667}{30}=1.76$$

$$平均值（y）=\frac{54.2}{30}=1.81$$

$$方差(x) = \frac{\sum(x - \bar{X})}{N} = \frac{51.11}{30} = 1.70$$

$$方差(y) = \frac{\sum(y - \bar{Y})}{N} = \frac{52.40}{30} = 1.75$$

$$标准差(x): \sqrt{方差(x)} = \sqrt{1.71} = 1.30$$

$$标准差(y): \sqrt{方差(y)} = \sqrt{1.75} = 1.32$$

相关系数:

$$r = \frac{\sum(x - \bar{X})\sum(y - \bar{Y})}{\sqrt{\sum(x - \bar{X})^2 \sum(y - \bar{Y})^2}}$$

其中

$$\sum(x - \bar{X}) = 51.11$$

$$\sum(y - \bar{Y}) = 52.40$$

$$\sum(x - \bar{X})^2 = 2612.24$$

$$\sum(y - \bar{Y})^2 = 2745.76$$

$$r = \frac{51.11 \times 52.40}{\sqrt{2612.24 \times 2745.76}}$$

$$r = \frac{2678.17}{2678.17} = 1$$

上述渗出物的相关性为正相关。

6.7.8 出血的统计技术

出血的统计技术见表6.3。

表6.3 出血的统计参数

序列	图像编号	(x)	(y)	$(x - \bar{X})$	$(y - \bar{Y})$	xy
01	图像0062	120070	120080	116399	116409	14418005600
02	图像0063	110070	110071	106399	106400	12115514970
03	图像0064	131600	131602	127929	127931	17318823200

序列	图像编号	(x)	(y)	$(x-\bar{X})$	$(y-\bar{Y})$	xy
04	图像0065	145410	145414	141739	141743	21144649740
05	图像0066	138320	138320	134649	134649	19132422400
06	图像0067	98868	98869	95197	95198	9774980292
07	图像0068	80622	80627	76951	76956	6500309994
08	图像0069	90982	90989	87311	87318	8278361198
09	图像0070	113110	113110	109439	109439	12793872100
10	图像0071	104120	104120	100449	100449	10840974400
11	图像0072	98650	98650	94979	94979	9731822500
12	图像0073	82427	82428	78756	78757	6794292756
13	图像0074	121290	121290	117619	117619	14711264100
14	图像0075	116040	116040	112369	112369	13465281600
15	图像0076	80753	80753	77082	77082	6521047009
16	图像0077	75480	75480	71809	71809	5697230400
17	图像0078	87198	87198	83527	83527	7603491204
18	图像0079	193540	193540	189869	189869	37457731600
19	图像0080	109350	109350	105679	105679	11957422500
20	图像0081	128770	128770	125099	125099	16581712900
21	图像0082	121640	121640	117969	117969	14796289600
22	图像0083	183450	183450	179779	179779	33653902500
23	图像0084	75502	75502	71831	71831	5700552004
24	图像0085	75537	75539	71866	71868	5705989443
25	图像0086	95540	95540	91869	91869	9127891600
26	图像0087	108640	108640	104969	104969	11802649600
27	图像0088	94552	94558	90881	90887	8940648016
28	图像0089	102800	102800	99129	99129	10567840000
29	图像0090	105220	105220	101549	101549	11071248400
30	图像0091	113610	113613	109939	109942	12907572930

其中

(x)手动的，(y)由系统

$$平均值（x）=\frac{110105.37}{30}=3670.18$$

$$平均值（y）=\frac{110106.77}{30}=3670.2$$

$$方差（x）=\frac{\sum(x-\bar{X})}{N}=\frac{106435.2}{30}=3547.84$$

$$方差（y）=\frac{\sum(y-\bar{Y})}{N}=\frac{106436.57}{30}=3547.89$$

$$标准差（x）：\sqrt{方差（x）}=\sqrt{3547.84}=59.56$$

$$标准差（y）：\sqrt{方差（y）}=\sqrt{3547.89}=59.56$$

相关系数：

$$r=\frac{\sum(x-\bar{X})\sum(y-\bar{Y})}{\sqrt{\sum(x-\bar{X})^2\sum(y-\bar{Y})^2}}$$

其中

$$\sum(x-\bar{X})=106435.2$$

$$\sum(y-\bar{Y})=106436.57$$

$$\sum(x-\bar{X})^2=11328451799.1$$

$$\sum(y-\bar{Y})^2=11328749819.6$$

$$r=\frac{106435.2\times106436.57}{\sqrt{11328451799.1\times11328749819.6}}$$

$$r=\frac{11328597615.27}{11328597615.22}=1$$

上述与出血的相关性均为正相关。

6.7.9　视网膜血管的统计技术

视网膜血管的统计技术见表6.4和表6.5。

表6.4　视网膜血管参数的统计参数

序列	图像编号	面积	直径	长度	厚度	平均直径	弯曲度	分叉点	串珠样静脉
01	图像0092	17	13	9	2	19	2	117	无
02	图像0093	22	15	11	2	20	10	127	无
03	图像0094	15	12	8	2	19	12	88	无
04	图像0095	25	16	13	2	19	8	233	无
05	图像0096	15	12	8	2	19	2	112	无
06	图像0097	17	13	9	2	19	2	138	无

序列	图像编号	面积	直径	长度	厚度	平均直径	弯曲度	分叉点	串珠样静脉
07	图像0098	24	16	12	2	20	1	136	无
08	图像0099	12	11	6	2	20	1	90	无
09	图像0100	17	13	9	2	19	5	112	无
10	图像0101	15	12	8	2	19	14	93	无
11	图像0102	47	22	24	2	20	2	275	无
12	图像0103	25	16	13	2	19	2	131	无
13	图像0104	22	15	11	2	20	2	163	无
14	图像0105	16	13	8	2	20	3	130	无
15	图像0106	21	15	11	2	19	3	176	无
16	图像0107	10	10	5	2	20	2	56	无
17	图像0108	16	13	8	2	20	2	97	无
18	图像0109	21	15	11	2	19	2	119	无
19	图像0110	24	16	12	2	20	2	155	无
20	图像0111	23	15	12	2	19	6	186	无
21	图像0112	21	15	11	2	19	3	117	无
22	图像0113	14	12	7	2	20	10	93	无
23	图像0114	16	13	8	2	20	2	141	无
24	图像0115	28	17	14	2	20	3	142	无
25	图像0116	12	11	6	2	20	6	92	无
26	图像0117	23	15	12	2	19	4	136	无
27	图像0118	26	16	13	2	20	4	142	无
28	图像0119	14	12	7	2	20	9	128	无
29	图像0120	19	14	10	2	19	2	161	无
30	图像0121	12	11	6	2	20	2	104	无

表6.5 视网膜血管直径与弯曲度的关系表

序列	图像编号	(x)	(y)	$(x-\bar{X})$	$(y-\bar{Y})$	xy
01	图像0092	13	2	12.53	1.86	26
02	图像0093	15	10	14.53	9.86	150
03	图像0094	12	12	11.53	11.86	144
04	图像0095	16	8	15.53	7.86	128
05	图像0096	12	2	11.53	1.86	24
06	图像0097	13	2	12.53	1.86	26
07	图像0098	16	1	15.53	0.86	16
08	图像0099	11	1	10.53	0.86	11

续表

序列	图像编号	(x)	(y)	$(x-\bar{X})$	$(y-\bar{Y})$	xy
09	图像0100	13	5	12.53	4.86	65
10	图像0101	12	14	11.53	13.86	168
11	图像0102	22	2	21.53	1.86	44
12	图像0103	16	2	15.53	1.86	32
13	图像0104	15	2	14.53	1.86	30
14	图像0105	13	3	12.53	2.86	39
15	图像0106	15	3	14.53	2.86	45
16	图像0107	10	2	9.53	1.86	20
17	图像0108	13	2	12.53	1.86	26
18	图像0109	15	2	14.53	1.86	30
19	图像0110	16	2	15.53	1.86	32
20	图像0111	15	6	14.53	5.86	90
21	图像0112	15	3	14.53	2.86	45
22	图像0113	12	10	11.53	9.86	120
23	图像0114	13	2	12.53	1.86	26
24	图像0115	17	3	16.53	2.86	51
25	图像0116	11	6	10.53	5.86	66
26	图像0117	15	4	14.53	3.86	60
27	图像0118	16	4	15.53	3.86	64
28	图像0119	12	9	11.53	8.86	108
29	图像0120	14	2	13.53	1.86	28
30	图像0121	11	2	10.53	1.86	22

其中

$$(x)=直径，(y)=弯曲度$$

$$平均值(x)=\frac{13.96666667}{30}=0.465555667$$

$$平均值(y)=\frac{4.266666667}{30}=0.142222222$$

$$方差(x)=\frac{\sum(x-\bar{X})}{N}=\frac{13.501111}{30}=0.450037033$$

$$方差(y)=\frac{\sum(y-\bar{Y})}{N}=\frac{4.124444443}{30}=0.137481481$$

$$\text{标准差（}x\text{）：}\sqrt{\text{方差（}x\text{）}}=\sqrt{0.450037033}=0.670847995$$

$$\text{标准差（}y\text{）：}\sqrt{\text{方差（}y\text{）}}=\sqrt{0.137481481}=0.370784952$$

相关系数：

$$r=\frac{\sum(x-\bar{X})\sum(y-\bar{Y})}{\sqrt{\sum(x-\bar{X})^2\sum(y-\bar{Y})^2}}$$

其中

$$\sum(x-\bar{X})=13.50$$

$$\sum(y-\bar{Y})=4.12$$

$$\sum(x-\bar{X})^2=182.28$$

$$\sum(y-\bar{Y})^2=17.01$$

$$r=\frac{13.50\times4.12}{\sqrt{182.28\times17.01}}$$

$$r=\frac{52.62}{55.68}=0.95$$

视网膜血管的弯曲度和直径呈正相关。

6.7.10　使用ANN对NPDR病变进行分级

在机器学习和相关领域，人工神经网络是由中枢神经系统驱动的计算模型，它能够解决复杂的机器学习和模式识别问题。人工神经网络由互连的"神经元"系统组成，可以计算输入值。在人工神经网络中，简单的人工节点称为"神经元"。"神经元""处理元件"或"单元"连接在一起形成模拟生物神经网络的网络。

我们使用Matlab 2013a设计了图形用户界面，来检测NPDR病变。

图6.7是一个用于检测NPDR病变的图形用户界面（Graphical User Interfac，GUI），其中包括6个轴。轴1用于读取原始图像，轴2用于显示数字图像处理技术预处理操作的输出。预处理后，使用symlet小波检测病变。在轴3上，提取微动脉瘤病变，然后在轴4上提取出血灶。随后，在轴5上提取渗出物，最后，在轴6上提取视网膜血管。病变提取后，使用ANN对NPDR进行分级。

图6.8至图6.10显示了NPDR病变的GUI，然后是用于对轻度、中度和重度NPDR等类别中的病变进行分级的ANN模型。

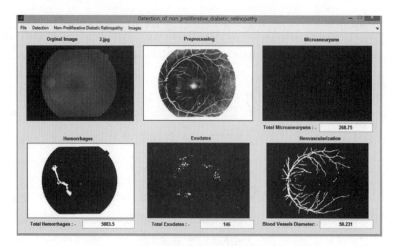

图6.7 检测非增殖性糖尿病视网膜病变的GUI

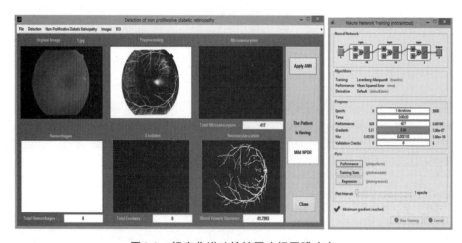

图6.8 轻度非增殖性糖尿病视网膜病变

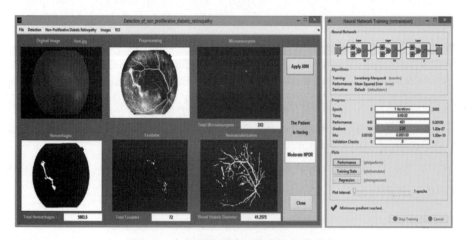

图6.9 中度非增殖性糖尿病视网膜病变

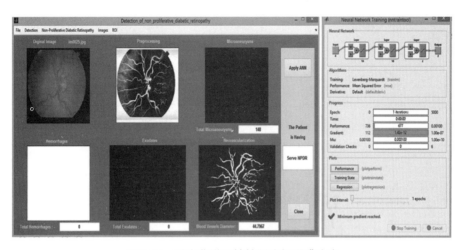

图6.10 重度非增殖性糖尿病视网膜病变

6.7.11 k均值聚类算法

k均值属于聚类算法中常用的无监督学习算法。聚类算法是将数据集分成若干个互不相交的子集，每个子集被称为一个簇。无监督学习是在没有标记的数据中发现数据集的内在结构和模式，与监督学习不同，无监督学习不需要输入数据集的标记信息。由于示例数据没有标记，因此没有错误或奖励信号用于评估潜在解决方案。这使得无监督学习与监督学习和强化学习有所区分。我们在表6.6中应用k均值聚类算法来对数据进行分组。

图6.11和图6.12显示了k均值聚类和拟合后的k均值聚类。

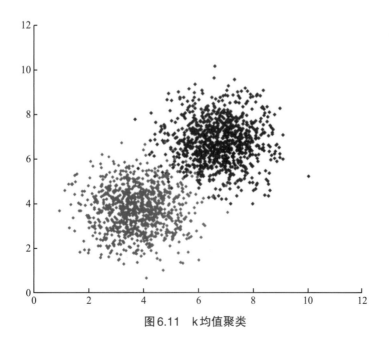

图6.11 k均值聚类

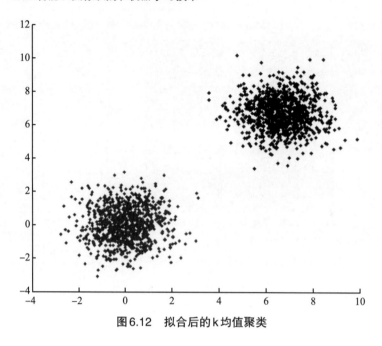

图6.12　拟合后的 k 均值聚类

通过对上述数据进行一定权重的处理（表6.6），我们成功地将数据进行了分组，其中深色表示正常，浅色表示异常。图6.11展示了聚类的数据结果，但它还不是纯粹的分类，通过拟合聚类，我们获得了图6.12所示的纯粹分类结果。

表6.6　非增殖性糖尿病视网膜病变

序列	图像编号	微动脉瘤	出血	渗出物	血管直径
1	图像002	912.63	101400	17	45.32
2	图像003	985.75	87659	26	46.74
3	图像004	0	0	0	40.45
4	图像005	905.38	116442	49	55.27
5	图像006	2043.6	85989	152	51.41
6	图像007	795.88	115240	70	51.65
7	图像008	891.5	146930	29	63.36
8	图像009	1138.8	92224	42	53.5
9	图像0010	1347.1	78569	66	52.17
10	图像0011	1688	77495	34	54.91
11	图像0012	1474.9	76690	21	51.35
12	图像0013	1005.6	78287	131	62.59
13	图像0014	1360.1	89828	21	49.86
14	图像0015	1437.5	78455	51	54.81

序列	图像编号	微动脉瘤	出血	渗出物	血管直径
15	图像0016	1149.1	85909	176	70.65
16	图像0017	31.63	79424	74	49.78
17	图像0018	1084.9	90696	38	47.45
18	图像0019	1020.1	125990	3	51.03
19	图像0020	734.63	81286	6	57.73
20	图像0021	817.38	126310	85	50.27
21	图像0022	1238.9	77106	18	49.61
22	图像0023	0	0	0	44.57
23	图像0024	276.5	152060	15	46.15
24	图像0025	1680.9	78494	65	55.04
25	图像0026	534	152120	25	51.33
26	图像0027	0	0	0	43.94
27	图像0028	1335.3	104120	36	49.31
28	图像0029	785.88	144340	41	45.41
29	图像0030	820.63	104880	26	58.33
30	图像0031	902.38	133007	24	51
31	图像0032	1183.8	90407	84	63.98
32	图像0033	597.63	159450	35	51.22
33	图像0034	331.63	234170	47	45.37
34	图像0035	1398.3	78954	106	57.02
35	图像0036	578.25	191393	31	46.51
36	图像0037	1135.3	81948	68	52.58
37	图像0038	847.13	111250	18	50.45
38	图像0039	1003.4	111200	41	55.52
39	图像0040	800.75	94149	96	58.09
40	图像0041	984.5	95461	89	55.05
41	图像0042	771.75	78084	48	51.16
42	图像0043	739.5	132417	21	55.42
43	图像0044	551.25	131140	48	50.98
44	图像0045	690	92172	309	63.15
45	图像0046	1114.1	88546	37	63.23
46	图像0047	964.25	112680	66	55.86
47	图像0048	1217.4	116630	65	55.58

续表

序列	图像编号	微动脉瘤	出血	渗出物	血管直径
48	图像0049	824.13	79662	39	45.47
49	图像0050	1087.1	103630	154	65
50	图像0051	893.88	97124	8	50.29
51	图像0052	1112.3	82670	37	51.72
52	图像0053	1526.1	160620	10	47.84
53	图像0054	0	0	0	44.53
54	图像0055	687.88	189030	13	49.59
55	图像0056	86.13	297683	5	51.96
56	图像0057	809	126654	43	45.21
57	图像0058	1610.8	98708	51	50.66
58	图像0059	1006.1	150050	5	50.12
59	图像0060	562.25	150070	31	47.63
60	图像0061	1579.9	99959	41	50.48
61	图像0062	641.13	168050	22	52.1
62	图像0063	751.75	120070	61	49.03
63	图像0064	1092.4	110070	99	55.19
64	图像0065	677.75	131600	24	51.81
65	图像0066	1107.5	145410	62	45.11
66	图像0067	507.5	138320	20	52.94
67	图像0068	1272.3	98868	44	50.16
68	图像0069	956.38	80622	16	46.92
69	图像0070	860.38	90982	45	45
70	图像0071	968.25	113110	5	55.23
71	图像0072	1335.3	104120	36	49.31
72	图像0073	1064.5	98650	42	47.17
73	图像0074	1501	82427	27	45.49
74	图像0075	871.63	121290	33	56.13
75	图像0076	741	116040	26	54.43
76	图像0077	1740.9	80753	55	47.27
77	图像0078	0	0	0	43.93
78	图像0079	1075.8	87198	66	45.34
79	图像0080	424	193540	7	48.79
80	图像0081	1396.3	109350	35	48.66

续表

序列	图像编号	微动脉瘤	出血	渗出物	血管直径
81	图像0082	0	0	0	43.25
82	图像0083	1318.3	121640	26	53
83	图像0084	463.38	183450	33	47.16
84	图像0085	1112.5	75502	91	47.91
85	图像0086	1015.4	75537	62	49.27
86	图像0087	1178.3	95540	80	49.2
87	图像0088	839	108640	57	53.23
88	图像0089	1469.9	94552	63	52.17
89	图像0090	1193.9	102800	50	55.07
90	图像0091	1259.5	105220	58	49.81
91	图像0092	1134.3	113610	51	46.38
92	图像0093	910.5	124680	52	51.78
93	图像0094	1382.8	95689	56	53.37
94	图像0095	1206.3	119660	26	52.54
95	图像0096	658.38	131565	37	48.24
96	图像0097	334.5	211820	47	47.54
97	图像0098	1110.6	116780	43	56.59
98	图像0099	843.5	135890	71	48.06
99	图像00100	1349.5	98019	56	56.47
100	图像00101	1209.9	98823	47	61.68
101	图像00102	156.88	209545	2	51.32
102	图像00103	635	93746	24	49.38
103	图像00104	1328.1	103850	68	50.28
104	图像00105	984.13	100390	53	49.74
105	图像00106	1653.4	78011	58	53.43
106	图像00107	809.5	130530	51	43.93
107	图像00108	1218.5	97040	78	59.67
108	图像00109	1514.8	94163	67	62.79
109	图像00110	794.63	95458	40	51.41
110	图像00111	1301	81680	31	44.54
111	图像00112	0	0	0	39.69
112	图像00113	562	188770	14	46.89
113	图像00114	0	0	0	39.19

续表

序列	图像编号	微动脉瘤	出血	渗出物	血管直径
114	图像00115	637.88	194410	26	46.14
115	图像00116	0	0	0	44.41
116	图像00117	0	0	0	39.06
117	图像00118	747.13	105190	57	45.53
118	图像00119	1302.8	89258	75	49.07
119	图像00120	1363.9	91106	44	47.93
120	图像00121	981.5	124220	39	56.81
121	图像00122	949.75	87920	90	53
122	图像00123	0	0	0	44.65
123	图像00124	0	0	0	44.83
124	图像00125	1307.4	87369	67	49.17
125	图像00126	1330.3	78071	19	46.09
126	图像00127	224.13	125620	5	50.91
127	图像00128	1072.1	91797	19	48.6
128	图像00129	970.63	143370	43	49.85
129	图像00130	1641.4	84380	121	53.48

6.7.12　模型性能分析：ROC曲线分析

ROC曲线是一种用于反映二元分类器系统在其识别阈值变化时的诊断能力的曲线。将TP率与FP率绘制成曲线，通过改变阈值来观察分类器系统的表现。TP代表分类器正确预测的正样本数，FN代表被分类器错误预测为负的正样本数量，FP代表被分类器错误预测为正的负样本数，TN代表分类器正确预测的负样本数。

TP率或灵敏度是指被模型正确预测的正样本比例。FP率是指被预测为阳性类别的负样本比例。精准率是指分类正确的正样本占分类器判定为正样本的比例。召回率是指分类正确的正样本占真实正样本的比例。F值用于评估精准率和召回率之间的平衡。ROC曲线参数计算公式如下：

$$TP率 = \frac{TP}{(TP + FN)} = \frac{1180}{1170 + 11} = 0.99$$

$$FP率 = \frac{FP}{(TN + FP)} = \frac{10}{0 + 10} = 1$$

$$精准率 = \frac{TP}{(TP + FP)} = \frac{1180}{1180 + 10} = 0.99$$

$$召回率 = \frac{TP}{(TP + FN)} = \frac{1180}{1180 + 11} = 0.99$$

$$F值 = \frac{2 \times TP}{(2 \times TP + FP + FN)} = \frac{2 \times 1180}{(2 \times 1180 + 10 + 11)} = 0.99$$

通过使用统计方法、ANN和k均值聚类得出的结论总体精准率为99%（图6.13，图6.14）。

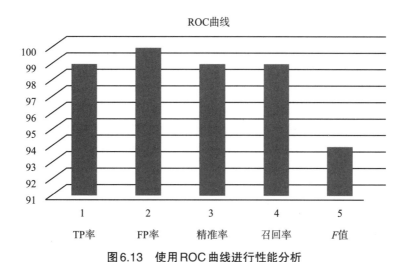

图6.13　使用ROC曲线进行性能分析

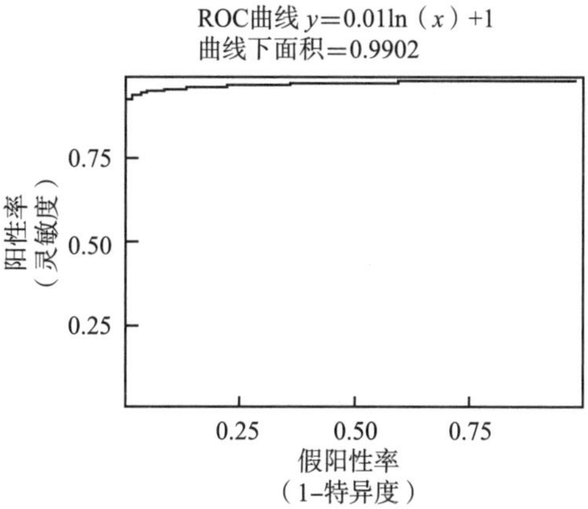

图6.14　ROC曲线

6.8 结论

NPDR是糖尿病视网膜病变的早期阶段。在NPDR中，视网膜内的微小血管可能会渗漏血液或液体，从而对视网膜造成损害。NPDR可分为轻度、中度和重度3个程度。为了检测这些NPDR病变，我们首先从在线数据库（如STARE、DRIVE、DiarectDB0、DiarectDB1和SASWADE）中下载高分辨率眼底图像，共计1191幅。在进行NPDR病变检测之前，首先对眼底图像进行掩模提取并移除OD（因为渗出物和OD有时具有相同的结构、形状和几何形状，难以鉴别）。进行这些预处理操作后，采用数字图像处理技术和symlet小波提取微动脉瘤、渗出物、出血和视网膜血管等病变，再通过Matlab设计的图形用户界面（GUI）工具，实现这些病变的检测和提取。提取和检测NPDR病变后，使用统计方法、ANN、ROC曲线（性能评估）和k均值聚类对NPDR数据进行分类处理。在统计技术、ANN、ROC曲线和k均值聚类的基础上，总体准确度达到了99%。

使用改进了的传统分类器可以进行更多的研究，如无监督聚类的快速最近邻分类器。处理连续数据（数据流）时，主动学习（active learning）可能是一种有趣的方法。高层次形状特征和纹理特征可用于提高分类精度，其中一些特征可以从之前的胸部成像研究中获取。在处理复杂图像时，模糊二值化算法也是一个值得关注的有效方法。

第 7 章

CT 图像分割与分析在骨折检测及标记中的应用

Darshan D. Ruikar，K.C. Santosh，Ravindra S. Hegadi

7.1 引 言

为骨科医疗实践开发计算机化解决方案是计算机科学的新兴领域之一。骨科诊疗面临许多热点问题，如骨折复位CAD、术前术式自动规划、结局预测系统、术中辅助系统及基于虚拟现实（VR）的手术技能培训模拟器等系统的开发。这些系统可协助外科医师为患者选择最佳的恢复方案，并且可在治疗前预测手术结果。此外，基于VR的计算机辅助模拟器可为初级医师提供一个可控、安全且有保障的培训环境，使他们可以免费重复练习以不断提高专业技能。

在收集患者特定的医学图像数据后，必须通过从这些图像中精确地提取骨骼信息（包括正常或骨折的骨骼），并通过分析骨骼解剖结构给它们分配适当的标签以达成上述目的的基础步骤。准确的分割有助于深入了解损伤的严重程度，也有助于对骨骼复杂几何结构进行精确可视化。此外，准确分割还可以提取出骨折类型、骨骼数量、每块骨骼的骨折块数、骨折块移位程度等特征，这些特征可以帮助外科医师为患者选择最佳的康复方案。

然而，设计一种精确的分割方法仍是一项具有挑战性的任务。其中，分辨率低、含有伪影、密度变化和模糊的骨折线是CT成像的固有挑战。此外，复杂的骨骼解剖结构、骨折严重程度、骨折块大小和形状变化、骨折块错位及由此导致骨折块之间的移位都是需要考虑的问题。在某些复杂情况下，传统经验不再适用，需要专家进行指导才能准确地分割骨折。为了克服这些挑战并降低骨科医师的主观差异，需要采用先进的技术。

本章介绍一种由笔者研发用于骨折检测和分析的CAD系统。该系统分为以下几个步骤：伪影去除、骨骼区域提取和特有标签分配。首先，本工作需对原始CT图像进行预处理，以去除不必要的伪影和增强骨骼区域。我们使用直方图建模和基于点处理的图像增强技术来消除骨组织周围的软组织并对骨组织进行增强处理。其次，采用基于二维区域生长分割方法从预处理后的图像中提取骨组织区域，并自动选择种子点。最后，结合患者特异性的骨解剖结构，采用分层标记方案为每个骨折块分配特有标签，该方案分别用于处理单独的骨骼及其骨折块。除此之外，该系统还提供了以下功能，如每个CT层面骨骼的数量和每个骨骼的骨折块数量。这些特征有助于分析和了解损伤的严重程度，并为患者制订最佳的恢复方案。

本章的组织结构如下：7.2节简要介绍了长骨解剖、CT成像和各种骨折类型等临床相关信息。7.3节详细讨论了现有的CT图像分割算法和基于计算机的骨折分析系统，同时介绍了每种技术的优缺点。7.4节介绍了CAD系统的设计和开发，依次提供了关于预处理、分割和标签分配技术的详细信息，这些技术分别用于伪影去除、骨碎片提取和特有标签分配。7.5节介绍了实际患者特异性图像的实验结果，并将其与临床金标准进行了比较，还提供了几种技术方法的比较结果。最后，7.6节进行了总结并提出了未来研究的方向。

7.2 临床相关信息

7.2.1 长骨的解剖结构

根据人体解剖学，长骨（如股骨[①]或肱骨[②]）可分为两个区域：骨干和骨端，如图7.1所示。骨的中间部分被称为骨干，而末端部分被称为骨端。同时，上端称为近骨端，下端称为远骨端。此外，骨骼主要由两种类型的组织组成：骨皮质和骨松质。骨皮质存在于骨骼的外部，其结构致密，为骨骼提供硬度支撑。相比之下，骨松质（小梁）存在于骨骼的内部，呈海绵状结构，有助于损伤的修复。

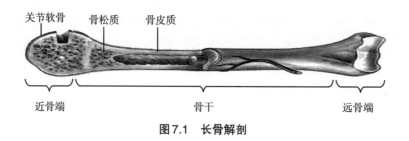

图7.1 长骨解剖

7.2.2 CT成像

X线和CT等医学成像方法已经广泛应用于骨创伤的诊断与预后，这些图像提供了很好的可视化效果，使医师能够更加精确地了解骨质损伤情况。尽管X线在成本和辐射剂量方面是一个更好的选择，但CT仍然是最常用的医学成像方式。这是因为CT图像具有两个主要优势：①X线的成像机制是基于X线通过各种组织时的吸收情况，无法对某种组织密度进行定量测量和精确区分各种软组织，而CT成像却可提供。②X线图像是二维图像，无法实现骨骼结构精准可视化，无法准确显示骨损伤情况及三维重建，容易导致深层次信息丢失和不同器官相互叠加，误导观察者。

---

① 股骨位于膝关节上方，从髋关节延伸至膝关节。

② 肱骨位于上臂，从肩关节延伸至肘关节。

为了克服X线成像的局限性，1972年Godfrey Hounsfield研发出了一种新的医学成像技术，即计算机轴向横断扫描（CAT）或计算机断层扫描（CT）。CT成像是利用计算机从多个角度进行X线扫描来产生横断面（断层）图像，仅靠一次扫描即可提供清晰视野。CT图像的形成取决于物体本身的衰减系数。产生X线束的X线发生器围绕人体旋转，而X线探测器安装在正对面，根据扫描物质密度的不同计算获得衰减系数。物质的密度是以Hounsfield作为单位来衡量，它是组织衰减系数的线性变换。物质的Hounsfield值（实际工作中称为CT值）通常随着组织的密度变化而改变，空气、水和密质骨的CT值分别是-1000、0和1000。

CT是多个轴位层面图像的集合，准确地保留了深度信息，这对于三维重建非常有帮助。此外，CT图像的形成基于独立组织X线衰减的测量，因此可以进行定量测量并区分不同组织成分。

CT图像中每个像素的灰度值与其对应的组织密度成正比。在CT图像中，骨皮质和骨松质均具有较大范围的灰度，这意味着同一组织的CT值在各个层面中可能不同。图7.2展示了同一患者的CT骨质的灰度变化情况。图7.2A所示骨干的骨皮质更亮和更密集，而图7.2B所示接近关节时，皮质组织变得更薄和更模糊，在某些层面上甚至难以观察到。

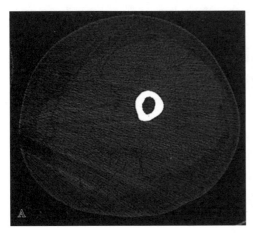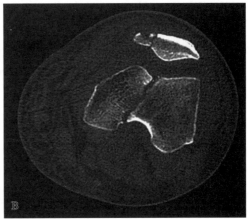

图7.2　同一患者的图像
A.骨干；B.骨端

在8字节灰度级中，骨皮质的图像灰度值为215～255，较明亮，因此容易识别，而骨松质的CT值通常小于骨皮质，与软组织类似，为110～210。

7.2.3　骨折类型

骨折是指骨的连续性中断，通常由外力作用引起。骨折的严重程度取决于外力的大小，如果力量太大，骨骼就会断裂。在大多数骨科外伤病例中，邻近关节的骨质比骨干部发生骨折的概率更高，即骨端较骨干更容易骨折。其原因可能是两块或多块骨骼的骨端在关节区毗邻，此处提供受力的骨皮质较薄。相比之下，骨干通常不容易发生骨折，除非受到直接巨大外力。骨折后，骨干的骨折线通常清晰可见，由于骨干的骨皮质致密，识别单个骨折块更简单，而在邻近关节骨骼的骨折线可能不太明显。在CT图像中，骨干最常见的骨折类型为青枝骨折、横向骨折、斜向骨折、螺旋骨折或节段性骨折。而在近关节区，可能出现撕脱性骨折或粉碎性骨折。图7.3分别展示了骨端和骨干骨折的CT示意图。

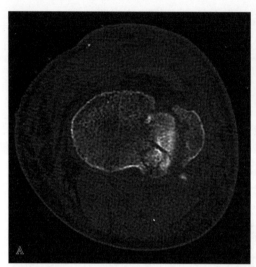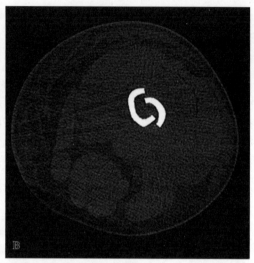

图7.3　关节面下的骨端骨折（A）及骨干骨折（B）

具体而言，青枝骨折是指骨骼一侧骨质断裂，而另一侧只是弯曲但未完全断裂的骨折类型。横向骨折的骨折线垂直于骨干，而斜向骨折的骨折线与骨干成角度。螺旋骨折是身体在运动时，沿骨干旋转施加外力导致的。撕脱性骨折则发生于肌腱或韧带附着区域的骨撕裂。节段性骨折至少包含两条骨折线和多个独立骨片。如有多个骨折片并可能伴有脱位，那这种骨折可称为粉碎性骨折。图7.4展示了所有提到的骨折类型。

准确识别骨折线和单个骨折片是一项具有挑战性的任务，特别是在骨端处出现粉碎性骨折时更为困难。这与此处骨皮质较薄、骨折线不清晰有关。此外，由于骨折块的错位，它们可能会相互嵌插、连续，导致过度分割或欠分割。

青枝骨折　　横向骨折　　斜向骨折　　螺旋骨折　　撕脱性骨折　　节段性骨折　　粉碎性骨折

图7.4　骨折类型

7.3　文献调研

　　图像分割是根据需要将图像分为若干部分的过程，在许多图像处理中，这不仅是第一步，也是最关键的一步。医学图像分析领域也不例外，在骨科医疗应用中，如CAD系统开发、可视化、术式规划和仿真模拟等方面，分割均发挥着重要作用。因此，研究人员进行了诸多尝试以致力于开发更为有效的分割技术，从图像中提取所需的结构。基于边界、区域和图谱引导的阈值分割法是分割正常和骨折片的几种常用方法。关于上述分割技术的详细信息在文献中进行了讨论。

　　从CT图像中分割出正常的骨骼是一项艰巨的任务，尤其部分CT图像分辨率低、骨骼复杂的解剖结构及同一骨组织在不同CT层面上的灰度变化，都会使分割任务变得更加困难。因此，采用一种适用于所有情况的标准解决方案是不切实际的。除以上固有挑战外，在设计骨折分割和标记的解决方案时，还需要考虑骨折的复杂性、骨折片数量、脱位程度及脱位骨折块嵌插后的连接假象等问题。鉴于出现完全相同的骨折病例极为罕见，过去的经验并不适用。

　　为从CT图像中提取骨骼区域，Tomazevic等提出了一种基于阈值的交互式分割工具包。该工具包有分割工具、合并工具和充填工具等多个工具，用于分割单个骨折块，同时提供了手动和半自动两种操作方式。Tassani等提出了一种基于全阈值的分割方法，用于检测骨松质中的多个骨折区域，但由于灰度不均匀，难以找到适用于所有切面的单一阈值。采用合理的阈值分割技术对肱骨CT图像进行二值化处理，再使用多种形态学操作及Gabor小波变换即可从图像中提取骨皮质和骨小梁。除阈值分割法外，还有许多研究人员采用基于二维或三维区域生长的分割方法对正常或易骨折骨骼进行分割，这种方法在种子点和阈值选择方面需要一定的人工干预。

　　Shadid和Willis使用基于二维区域生长的分割方法来分割和标记CT图像中的骨折块。首先，使用曲率流滤波器来对骨骼的边界进行增强处理。其次，人工放置数个种子点（每个骨折块一个）以提取所需的部分。此外，该方法还需要额外的种子点来分离错误连接（连接假象）的骨碎片。Lee等提出了一种基于多区域生长的分割方法以分割出骨折部分，其种子点是通过对输入图像进行多次扫描而自动识别的。然而，在一些复杂的情况下，自动方法可能会失败，此时用户可使用区域分割和合并工具对分离和合并有误的区域进行修正。为了最小化用户交互并提高分割准确性，一些研究采用了一种基于薄片的增强技术以有效地识别骨皮质和骨松质，再使用基于三维区域生长的分割方法从图像中提取骨折块。此外，交互式图形切割方法被用于分离连接假象的骨折片，并应用三维连接标记算法来标记每个骨折片。除了阈值法和区域生长法，研究人员还使用了图形切割、可变形模型、概率流域变换、配准和模糊二值化分割技术以分割和标记骨折部分。

　　简而言之，研究人员使用了多种分割方法以分割正常骨和骨折骨。然而，许多方法主要依赖于阈值和区域生长技术，这些方法都是半自动的，需要一定程度的人工干预来达到预期的效果。通常来说，人工干预是以阈值或种子点选择的形式进行的。此外，许多医学图像分析和可视化工具，如DICOM viewer、3D slicer、InVesalius和Dolphina也使用了交互式阈值分割方法从图像中提取骨骼部分。除此之外，他们还需要更多的用户交互来分离连接假象的骨折片。

文献显示，大多数研究是在医院或其他功能科室的单一机构的综合环境中进行的，目前仍没有公开的数据库可用于骨折检测和分析。尽管大部分研究均使用了常规的图像预处理方法，但对去除图像中的伪影，从而增强骨质显示的CT图像预处理技术的重视还不够。除此以外，现有的标签逻辑也存在一些局限性。例如，在为提取的骨区分配标签时，不会考虑骨骼的解剖结构。这意味着，如果一个CT层面含几个单独的正常骨骼，标签逻辑会将它们视为同一块骨骼的骨折片。此外，不同骨折碎片的处理方式也不同。

本文中，作者开发了一种有效的预处理和标记方法。本方法是基于直方图建模和点处理的图像增强技术，精确地分析图像内容以去除伪影并增强骨区。此外，本文所提出的分层标记技术也是一种创新性尝试，将骨骼解剖结构纳入考虑，为每根骨头及其各自的骨折块分配独特的标签。与现有的标签技术相比，本方法能够准确地区分不同的骨折块，避免将相互邻近的正常骨骼误诊为骨折。

7.4　涉及方法

7.4.1　数据采集

为研发CAD和手术模型系统，首先需要收集特定患者的数据。各个国家的医院和放射学中心都有丰富的生物医学数据，但由于《健康保险可携性和责任法案》（HIPPA）等伦理法律及机构审查委员会（IRB）等患者数据共享协议，机构在将这些数据进行共享时有所顾虑。如果将数据提供给其他领域的研究人员共同应用将有利于促进医疗领域研究和产品研发。本研究从印度的几家医院和放射学中心收集了28例特定患者的CT图像，为测试模型的鲁棒性，特意从配置不同的CT机收集不同来源的数据。每位患者CT图像的层数主要取决于层厚、目标监督区域和损伤的严重程度，每个CT堆栈包含100 ～ 500幅轴位CT图片。

研究共收集8000幅特定患者的CT图片，并以DICOM格式保存，每个DICOM文件包含文件标题和图像数据两部分。标题部分包含患者的具体信息，如患者编号、姓名和年龄。而图像数据包含扫描的图像信息。在对图像进一步处理之前必须提供患者的具体信息。我们开发了一个Matlab脚本，以隐匿DICOM文件中的患者信息。该脚本使用了图像处理工具箱中的预定义函数，如dicomanon、dicomread和dicomwrite。

7.4.2　数据注释

预期的结果（即临床标准）由骨科医师在CT图像上进行标注，鉴于医师工作过于繁忙，没有足够的时间对如此庞大数据库中的每一幅图片进行标注，考虑到同一骨折场景之下，不同层面骨折块的大小或位置变化较小，因此，骨科专家仅对每位患者CT图像的每10层进行一次标注。图7.5展示了同一患者CT堆栈中被标注的CT图片，显示了轴位的第i层和第$i+10$层图像，表明骨折块的位置变化不明显。而图7.6分别显示了靠近关节区域的第i层和第$i+10$层图像，表明骨折块的尺寸有所增长。

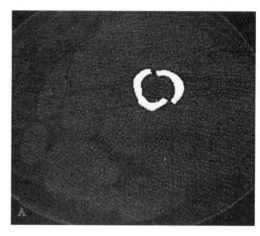
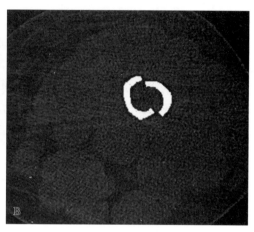

图7.5　骨折第i层（A）及第$i+10$层（B）图像

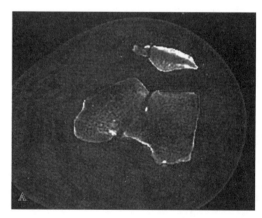
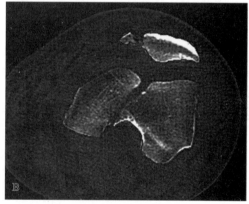

图7.6　关节面下骨折第i层（A）及第$i+10$层（B）图像

在标注过程中，医师沿骨骼边缘进行勾画。由于小的骨折块通常在治疗时去除，因此在标注过程中，忽略较小的骨折片（边界像素低于50）。

7.4.3　伪影去除

除骨骼之外，CT图像可能还包含一些我们不需要的伪影，如CT扫描床、线圈和肌肉等。为了使CAD系统的骨折检测和分析功能不受这些背景物质的干扰，首先要去除骨骼之外的物质。通常情况下，扫描的部分位于图像中心，因此，我们对输入的图像从各个方向（左、右、上、下）各剪切100像素。这种剪切操作可以去除扫描床和线圈。为了去除骨骼周围的肌肉，我们又设计了基于直方图建模和点处理的图像增强技术。

7.4.3.1　直方图拉伸

直方图提供了图像的全局描述和大量的信息。因此，我们为一幅CT图片（图7.7A）绘制了直方图（图7.7B）以分析其内容。直方图分析结果提示CT图像的对比度较低，其中大量像素的灰度强度值分布在70～120，这与软组织占据了图像的大部分区域有关。为了去除多余的软组织并生成针对骨骼的直方图，本工作采用了拉伸技术。

直方图拉伸是一种基于点处理的图像增强方法，用于增加图像的动态范围。这种方法的目的是通过扩展直方图覆盖整个动态范围，同时保持直方图的原始形状。为了增加图像的动态范围，本研究利用式（7.1）中的变换函数，将输入图像的强度范围（R_{min}，R_{max}）拉伸至覆盖整个动态范围（S_{min}，S_{max}）。

$$S = T(R) = (S_{max} - S_{min}) / (R_{max} - R_{min}) \times (R - R_{min}) + S_{min} \tag{7.1}$$

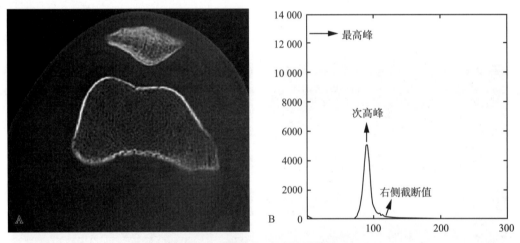

图7.7　CT图像（A）及直方图（B）

其中R是输入，S是合成图像。函数$T(R)$是基于斜率为（$S_{max}-S_{min}$）/（$R_{max}-R_{min}$）的直线方程式。它纳入了4个参数：S_{min}、S_{max}、R_{min}和R_{max}。在8bit图像中，S_{min}和S_{max}值分别为0和255，即包含了整个灰度范围。如果想要分析图像中特定的强度范围（即R_{min}和R_{max}），就需要观察直方图。将第二高曲线的灰度强度值分配给R_{min}（最高的峰值表示黑色像素的灰度强度值），第二高曲线的右侧截止值被分配给R_{max}。在得到所有4个参数的值后，应用式（7.1）中的变换函数拉伸以覆盖整个动态范围。因此，当图像被拉伸到更暗的强度值（即强度值接近0）时，图像中的软组织和骨组织部分被去除。当图像被拉伸到更亮的强度值（即强度值接近255）时，骨组织部分就会被增强。图7.8A、C分别显示了原始CT图像，而图7.8B、D分别显示了轴位关节区域的增强图像。从结果图像（图7.8B、D）可以看出，应用所提出的图像增强技术后，图像中不需要的软组织部分被很好地去除。

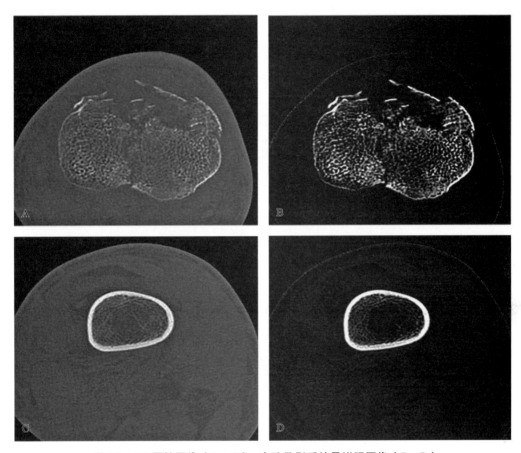

图7.8　CT原始图像（A、C）；去除伪影后的骨增强图像（B、D）

7.4.4　骨骼提取和标记

　　图像处理应用最终结果的好坏主要取决于分割方法的结果，而图像分割的效果则主要取决于图像增强技术。因此，如果图像增强技术能够成功去除不需要的部分并准确地增强所需部分，那么使用简单的分割技术就可以从图像中分割出所需部分。这种基于图像内容分析的图像增强方法有很大的前景，可以适应简单的分割方法。前文所讨论的基于直方图拉伸的图像增强技术可有效地去除被骨头包绕的软组织，同时增强骨骼区域。因此，我们采用了一种简单的基于二维区域生长的分割方法从图像中提取所需区域。二维种子区域生长方法需要用户人工提供两个参数，即种子点和阈值。在本工作中，这两个参数都是通过分析图像内容来自动确定的。接下来，在7.4.4.1和7.4.4.2中将详细介绍种子点和阈值的自动选择。

7.4.4.1　种子点选择和扩散

为了选择种子点，首先从上到下扫描CT图像中的第一层图像，找出第一个强度值高于220（骨皮质初始值）的点，该点被视为种子点。算法1描述了种子点选择的过程。再以该点作为种子点，通过二维区域生长算法进行扩散。如果当前扩散区域的大小低于50像素，则会将该区域及其对应的种子点丢弃（如7.4.2所述，较小的骨折片不会被纳入用于进一步的处理，并将之移除）。如果区域大于50像素，则将该种子点储存在全局列表中以供将来参考，并且从CT图像中减去已扩散的区域。重复这个过程，直到没有更多的区域可以扩散。如果在第一层图片的种子选择过程中发现全局种子列表中有一个以上的种子点，则当前的CT堆栈中存在数个骨骼块。

算法1：种子点选择

1. $[x, y] = size(I)$;

2. for $i = 1$ to x do

3. 　　for $j = 1$ to y do

4. 　　　if $(I(i, j) \geqslant 220)$ then

5. 　　　　return (i, j) as a seed point;

6. 　　　end if

7. 　　end for

8. end for

在确定了第一个层面的所有种子点后，将该种子点集合扩散应用到其余层面上。所有种子点依次扩散，并将当前扩散区域的大小与前一层面中同一种子点所扩散的区域进行比较。如果两个区域大小相差超过20，则可能出现两种情况：①如果差值为正（即当前层面的区域小于前一层面区域），则认为是骨折，并将骨分成多个部分。②如果差值为负（即当前层面区域大于前一层面区域），则可能是由于骨折块移位接近另一骨折块并与当前骨骼形成连接的假象。对于第一种情况，为了确定骨折骨的新种子点，需要再次执行种子点选择过程。对于第二种情况，则需要进行形态学运算分离连接假象的骨折块。如果在扩散所有现有的种子点并减去相应的扩散区域后，输入的图像仍然不是空的，则在该层面中存在新的骨组织。对该区域重复同样的种子点选择和扩散过程，并将新的种子点放在全局列表中。

7.4.4.2　阈值定义

阈值是种子区域生长算法中的另一个参数。由于同样的骨组织存在强度值的变化，因此需要根据不同的组织类型进行设置。骨干区域的皮质更亮、更厚，而靠近关节区域的骨端则显得更薄并模糊。因此，很难为整个CT堆栈设置一个全层面适用的单一阈值。

在选择阈值时，首先需要选定一个目标种子像素在左上角的区域，即创建一个 5×5 的窗口，并将该窗口的平均值视为阈值。然后，通过种子区域生长算法对该区域进行提取，创建窗口的目的是必须考虑相邻的元素来确定最佳阈值。

7.4.4.3 特有标签分配

在进行种子选择和扩散的过程中，结合骨解剖作为考虑，为每块骨头和每一个骨折块赋予唯一的标签。在扫描长骨时，医师通常从无骨折区开始扫描，然后进入骨折易发区域，继续扫描，直至无骨折的正常区域。因此，在CT图像第一个层面即出现骨折块是非常少见的。本文所提出的标签技术将标签10、20等分配给第一个层面中提取的骨区。标签中的第一个数字表示该层面中骨骼的数量，第二个数字（即0）表示无骨折的正常骨质。第一个层面的标签和种子点在后续层面继续使用。同时，在种子点和标签传播过程中，也考虑了区域大小的差异，种子点和标签的传播过程一直持续到区域大小的差异超过50。正如7.4.4.1所述，如果差值是正的，则将相应区域认定为骨折，并将当前提取区域的标签更改为11，以表明它是第一个骨折片。以此类推，为新提取的区域分配标签12、13。将新提取区域中的任何随机点视为测试点，并执行搜索过程，以检查该测试点是否存在于上一层面由标签10的种子点提取的区域中。测试点将很容易在该区域被检出，因为这些都是同一骨的骨折片。对全局种子列表中的每个种子点重复进行相同的过程，直到CT堆栈的最后一个层面。

作者所提出的标签方法将患者特异性的骨骼解剖结构纳入考虑，为每个骨骼区域分配独特的标签，因此该方法具有较强的创新性。该方法对不同骨骼及其骨折片分配不同的特有标签，并分别进行处理。图7.9显示了同一患者特定CT堆栈中的第i层和第$i+1$层。在第$i+1$层图像中，出现骨折并将骨骼分成两块。标签逻辑将为这些碎片分配标签11和12。算法2中展示了骨区的提取和标记过程。

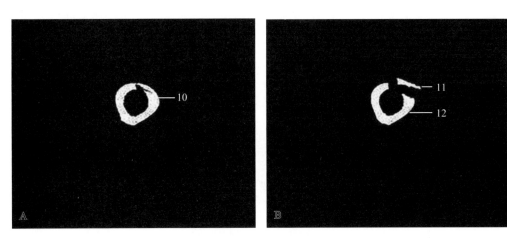

图7.9 标记过程

第i层（A）和第$i+1$层（B）CT图像，均贴有适当的标签

算法2　骨区域提取并赋予标签

1. I = read FirstSlice；

2. N = 0；n = 0；*//N number of bones n number of fracture pieces per bone*

3. while（I is not empty）do

4. 　　Seed = SeedPointSelection（I）；

5. 　　Count = RegionGrowing（Seed）；

6. 　　　if（Count＜50）then

7. 　　　　Discard Seed；

8. 　　else

9. 　　　　N = N + 1；

10. 　　　　　Label = concate（N，n）；

11. 　　　　　Assign lable Lable to CurrentlySpreadRegion；

12. 　　　　　Add seed，Count and Label in GlobalList；

13. 　　　　　I = I – CurrentlySpreadRegion；

14. 　　　　　I_{out} = I_{out} + CurrentlySpreadRegion；

15. 　　　　end if

16. 　　end while

17. 　　for all slices do

18. 　　　for all Seeds in GolbalList do

19. 　　　　　Count = RegionGrowing（Seed）；

20. 　　　　　I = I - CurrentlySpreadRegion；

21. 　　　　　Difference = GlobalList.Count-Count；

22. 　　　　if（Difference＞50）then

23. 　　　　　if（Difference is positive）then

24. 　　　　　　// Introduction of new fractured piece

25. 　　　　　　Seed = SeedPointSelection（I）；

26. 　　　　　　Count = RegionGrowing（Seed）；

27. 　　　　　　n = n + 1；

28. 　　　　　　Label = append（GlobalList.Label，n）；

29. 　　　　　　Assign lable Lable to CurrentlySpreadRegion；

30. 　　　　　　Add seed，Count and Label in GlobalList

31. 　　　　　else

32. 　　　　　　// morphological opening to separate wrongly connected fractured piece.

33. 　　end if

34. 　　　else

35. 　　　　Assign same label GlobalList.label to CurrentlySpreadRegion；

36. 　　　end if

37. 　　　　I_{out} = I_{out} + CurrentlySpreadRegion；

38. 　　end for

39. 　end for

7.5　结果

7.5.1　真实特定患者图像应用

为了测试所提出方法的性能，我们将其用于真实患者的CT图像，对正常骨骼及骨折块进行分割和标记。尽管这些CT图像在诸多因素如分辨率、骨骼形态和骨折复杂性上存在差异，但本文所提出的方法仍然能精确地执行分割和标记任务。图7.10A显示了正常的胫骨和腓骨。图7.10B为生成的图像，显示的标签提示当前CT图像具有两块正常的骨。图7.10C显示了髌骨和股骨骨折的CT图像。图7.10D显示了标记结果，标签表明该图像有两块单独的骨，每根骨都有两个骨折块。

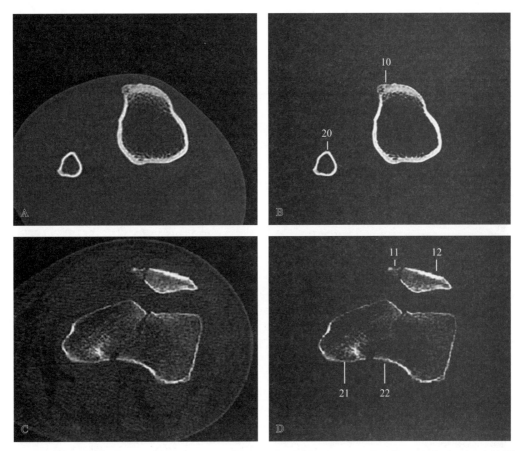

图7.10　正常骨质的CT图像（A），正常骨质的标记结果（B）；骨折的CT图像（C）；骨折的标记结果（D）

7.5.2 临床标准

CAD系统的最终用户是骨科领域的专家。因此，为了评价结果的准确性，将此方法识别的结果与专家标注的注释图进行比较，将软件生成的图像和专家注释图像进行融合。也就是说，最终软件生成的图像被叠加于临床参考标准图像上。图7.11A显示了股骨骨折的CT图像，而图7.11B显示了其标注的版本，图7.11C显示了所提出方法的结果，图7.11D显示了生成图像和标注图像的结合。突出显示的像素表示两幅图像中的共同像素，而高亮的像素表示相似度百分比。更多的高亮表示所提方法的结果与临床参考标准基本一致。实验在1000幅有标注的图像（8000幅CT图像）上进行，准确率达95%。准确率的计算公式为

$$准确率＝总集像素数/标注集像素数 \tag{7.2}$$

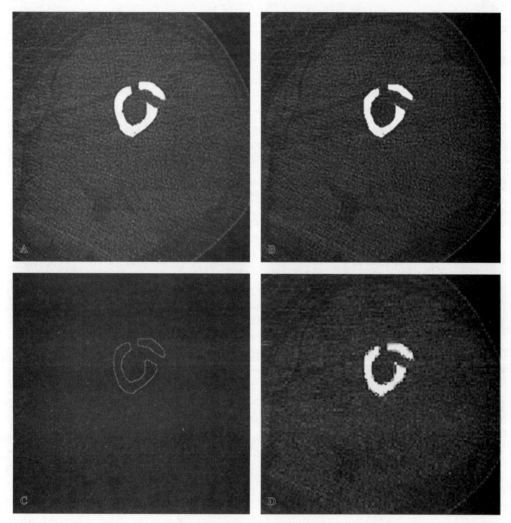

图7.11　与临床标准比较

A.原始CT图像；B.标注CT图像；C.处理后结果；D.原始与标注的并集

7.5.3　与最新方法的比较

为了测试此技术的性能,作者将其与其他一些分割技术进行了比较。之前有研究已经成功地将这些技术用于分割和标记正常骨及骨折块,作者选择了阈值分割、三维区域生长和图切法来进行比较。

所有方法均用于分割骨皮质和骨松质的骨折块,表7.1中展示了这些分割方法的差别,比较结果如图7.12所示。第一列显示了应用于骨皮质骨折的CT图像分割方法的结果,而第二列显示了应用相同的分割技术获得的骨松质骨折的CT图像结果。

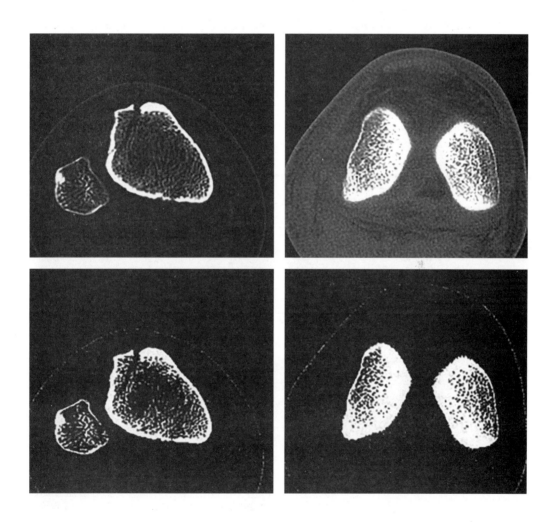

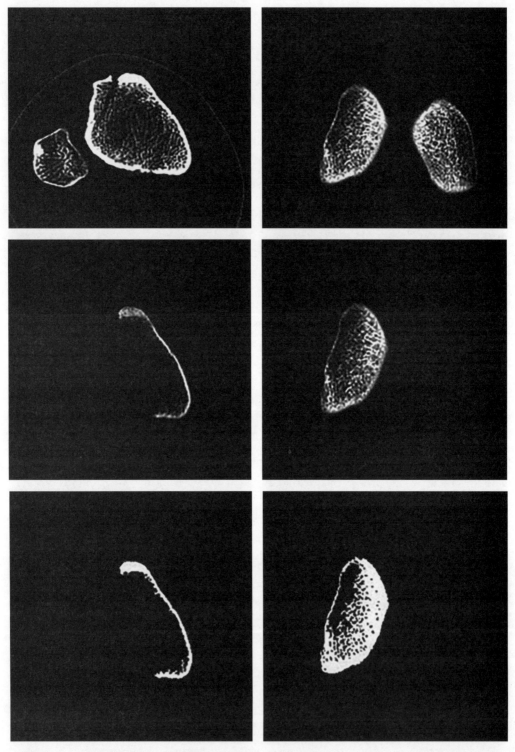

图7.12　采用多种分割方法后得到的合成图像。第一行为原始CT图像，提示骨皮质和骨松质均有骨折。以下四行分别是阈值法、图切法、三维区域生长和提出的CAD系统方法得到的图像结果

　　基于阈值的方法易于实现，且不需要终端用户人工交互，但由于骨松质组织和肌肉的灰度强度非常接近，基于阈值的分割方法容易导致不明确的结果，因此并不适用于从骨松质区域提取骨折块，也无法为骨折的部位分配独特标签。基于图形切割的分割方法可以精确地分离背景和骨组织，但在采样点选取时需要终端用户进行大量的人工干预，且由于图像中可能仍存在一些噪声，需要进行后处理以去除残留噪声。基于区域生长的分割技术更适合于此类图像分割，并为每个骨折块分配唯一的标签。但文献所提到的现有方法需要大量的种子点干预。当然，基于区域生长的方法在应用有效的图像增强方法后可以获得更好的结果。为了消除基于区域生长分割方法的局限性，本研究提出了一种基于图像内容不需要的背景去除方法，并且可自动识别种子点。

表7.1　不同分割方法比较

方法	输入	输出	优势	缺陷
阈值法	阈值	数个区域	不受个人干预	不执行标签
图切法	取样点	每个取样点的相应区域	执行标签	需要个人干预并后处理
三维区域生长	种子点	每个种子点的相应区域	执行标签	无法将错误连接的骨折块分开
提出的CAD系统	—	带有独特标签的骨折片	自动选取种子点	需要预处理

7.6　结　论

　　本文介绍了一套用于骨折检测和分析的计算机辅助决策系统。其中，本文的CT图像数据来自于印度的几个放射中心和医院，共计特定患者的8000幅CT图像。为了去除如肌肉等不需要的背景，本研究设计了一种基于直方图拉伸的预处理技术，精确地增强了骨组织区域，所设计的处理技术对图像特定内容进行增强。然后，采用一种基于二维区域生长分割方法来提取骨折块，并结合骨骼解剖特征为每个骨折块分配唯一的标签。此外，提出的CAD系统还提供了一些骨折的特征，如骨的数量和每块骨的骨折片数量，将有助于医师选择最佳的治疗方案。为验证系统的有效性，本研究在部分患者中进行了测试，并将不同方法的几种结果状态与骨科医师提供的临床标准（标注后图像）进行了比较。结果表明，该方法的准确率为95%。后续笔者计划将数据库与注释后的参考标准一起公开（用于研究目的），目标是开发一种基于机器学习的算法来对数据库中的其他图像进行标注。

致谢

　　第一作者感谢新德里电子和信息技术部授予Visvesvaraya博士研究金，文件号：

PhD-MLA\4（34）\201-1，日期：2015年11月5日。

第一作者感谢Jamma博士和Jagtap博士在骨骼解剖学方面提供的专家指导。除此之外，他还要感谢Prism医学诊断实验室、Chhatrapati Shivaji Maharaj Sarvopachar Ruganay和Ashwini医院提供的患者特异性CT图像。

第 8 章

三维成像在生物医学应用中的系统综述

Darshan D. Ruikar，Dattatray D. Sawat，
K.C. Santosh，Ravindra S. Hegadi

8.1 引言

科学可视化是一种科学计算的方法，它将获得的符号数据转换为几何形式，以传达数据里隐藏的无声信息，并帮助观察者见到不利于理解、分析和解释的看不见的结构。在过去30年中，人们对科学可视化领域进行了广泛探索。1987年，美国国家科学基金会在科学计算研讨会上发表了一篇论文，开创了科学可视化领域的先河。随着数据采集和计算技术的进步，科学可视化领域快速发展。获得的数据可以是二维、三维甚至多维的，用于传达关于复杂现象/过程的详细信息，如气体和流体的流动、生物过程、空间和地球科学。由于数据量巨大且只有数字格式，人类大脑难以分析和解释这些数据。因此，促使科学家采用先进技术来提高数据处理和分析的效率。

目前，科学可视化被广泛应用于物理模拟过程，以更好、更精确地理解宇宙。科学可视化还被用于研究各种自然现象，这些现象或大或小，或快或慢，或可能有害或危险，以至于不能直接观察。科学可视化有助于研究人员利用交互式计算机图形学和成像技术，从复杂和庞大的数据集中提取有意义的信息，并发现新的信息。科学可视化是计算机图形学、图像处理、计算机视觉、信号处理、认知科学、计算几何学、用户界面和计算机辅助设计等领域发展的基础。此外，可视化是各种应用的支柱，如国防（如计算机生成的武力和高级分布式仿真应用程序）、工程（如计算机辅助设计和计算机体系结构）、计算机流体力学和计算机图形学应用。

此外，可视化在计算机辅助诊断（CAD）、计算机辅助手术（CAS）和模拟器开发等计算机化医学应用中发挥着至关重要的作用。在CAD应用中，可视化对于诊断疾病和判断预后至关重要。例如，可视化骨骼或软组织的解剖结构，以及它们对特定情况的反应。此外，专家可以在治疗患者之前判断手术的效果。CAS可视化在定制假体和解剖模型的研发中起着至关重要的作用。除此之外，基于可视化的CAS系统成功地研发出并应用于神经外科、图像引导手术、定制解剖图谱、机器人辅助和手术计划中。基于虚拟现实（VR）的模拟器研发是医学中的一个新兴领域，其中三维可视化起着至关重要的作用。大多数基于VR的模拟器是为了提高手术技能，减少并发症。特别是在骨科领域，这种基于VR的训练模拟器非常受欢迎。一旦研发出来，初级学员在模拟器的帮助下就可以进行各种骨科手术技能的训练。除此之外，模拟器还有助于复杂骨解剖三维模型的可视化。

本章旨在详细介绍医学领域广泛使用的几种容积可视化的原理、技术和算法。在上面讨论的其他领域中使用的容积可视化技术的解释超出了本章的范围。第8.2节讨论了容积可视化的一些基础知识，它包括对容积数据及其类型的解释、几种网格结构及数据采集过程。第8.3和第8.4节分别涵盖了文献中用于医学数据的各种间接和直接容积渲染技术的详细信息。第8.5节讨论了在传统计算设备上进行容积渲染的挑战，并探讨了容积可视化的最新进展。主要重点是探索基于硬件的容积可视化和传递函数（TF）的进展。这一部分也涵盖了GPU在直接和间接容积渲染技术中的优势。第8.6节列出了各种常用的容积可视化工具和库。第8.7节为结论和未来的发展方向。

8.2 容积数据

在对生物医学领域的几种容积可视化方法进行详细解释之前，有必要探讨一些可视化算法逻辑的基本概念。本节涵盖医学领域所需的基本术语和各种数据采集替代方案，以获取容积数据。表示容积数据的不同方式、各种网格结构，以及容积可视化过程中的一般步骤将在本节中详细解释。

8.2.1 数据采集

数据采集可以通过采样技术（如随机方法）、模拟建模技术或三维手绘等方法来收集。此外，体素化几何描述对象和编写程序是生成容积数据集最流行的方法。然而，在医学领域，容积数据集往往是通过三维扫描技术，如MRI、CT、PET和超声扫描获得的。此外，激光扫描共焦显微镜和其他高功率显微镜也用于获取数据。根据检查的需要，使用不同的三维扫描技术。例如，为了检查软组织，首选MRI，CT则被广泛应用于检查骨骼疾病和创伤。

由于1970年后医学成像模式（如CT、MRI和PET）的演变，医学成像术语已经从二维成像转移到完全各向同性的三维图像。通常，这些医学成像模式从多个角度扫描感兴趣的材料，并产生许多二维层面。每个堆栈的层面高度取决于扫描部位的范围、每个层面的厚度及两个层面之间的距离。放射技师在检查期间设置这些参数，然后使用从扫描仪获得的二维切片序列在三维空间中重建容积模型。三维重建模型可用于更好地观察内部结构，用于诊断或规划康复过程。

8.2.2 容积数据

容积数据是一组样本（x、y、z、v）。v值表示扫描材料在三维位置（x、y、z）的定量性质。v的值可以是标量或向量。一般来说，标量值是单值的，表示数据的一些可测性质，如颜色、强度、热量或压力。矢量值是多值的，除了该位置的标量值之外，还表示速度或方向。在对某些领域（如计算流体力学）的解释过程中，方向至关重要，此时矢量值是不可或缺的。本文的目的是介绍对生物医学领域有用的容积可视化技术，因此不对矢量容积数据做进一步讨论。在生物医学领域，通过三维扫描设备扫描感兴趣材料生成的容积数据是标量数据。v值表示该位置的灰度值。

在生物医学领域，容积是容积元素（体素）的三维排列。如图8.1所示，这个三维数组可以被视为二维切片的堆栈。切片方向代表观察三维数据的视线，也就是医师的视线方向。它由矩阵$V = \Gamma^{x \times y \times z}$表示，其中$x$、$y$和$z$分别表示行、列和切片。$V$是体素$v$的离散网格。每个体素$v$由$I(v)$表示：$N^3 \to \Gamma$。对于CT成像而言，它是灰度值，即感兴趣材料的X线衰减系数。从CT扫描仪获得的容积数据是各向异性的，在x和y方向采样密度相等（一般来讲，在每个方向采样密度为512×512个体素），而在z方向采样密度较大（即每个堆栈的切片数可能不同）。每个堆叠的切片数量范围从100到600，通常取决于扫描区域和疾病/创伤的严重程度。由CT扫描过程产生的数据集V是容积可视化（渲染）算法研发和分析的基础。

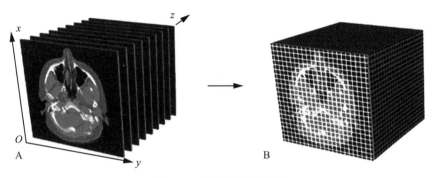

图8.1　三维容积数据表示
A.n× 二维切片；B.三维堆栈

8.2.3　网格结构

网格结构对容积可视化技术起决定性作用，它们的结构依赖于容积数据的来源。网格结构可以是结构化的，也可以是非结构化的。结构化网格显示网格点之间的规则连接性，而非结构网格显示间歇连接性。图8.2显示了不同类型的网格结构。均匀、直线和曲线是结构化网格的类型，分别如图8.2A ～ C所示。非结构化网格（图8.2D）通常通过物理模拟生成，而扫描设备在结构化网格中产生容积数据。CT或MRI扫描仪生成的网格是直线结构网格。关于网格结构不在此做更进一步的讨论。

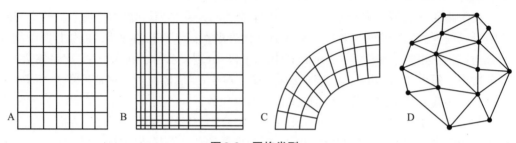

图8.2 网格类型

A 均匀网格；B 直线网格；C 曲线网格；D 非结构化网格

8.2.4 容积可视化

容积可视化技术是通过三维网格上定义的容积数据集生成二维图像。根据容积数据集的类型，可以采用不同的技术进行容积可视化（渲染）。等值面、切片平面和轮廓切片等技术最适合标量数据的可视化，而流线、圆锥图和箭头图则适合矢量数据的可视化。因为医疗三维扫描设备生成的是标量数据，所以关于矢量数据可视化技术在此不作进一步讨论。此外，标量数据容积可视化技术可以分为两部分：直接和间接容积可视化。第8.3节和第8.4节提供了这两种技术的详细解释。

8.2.5 容积可视化步骤

大多数容积可视化方法都使用常见的步骤来渲染容积数据。数据采集、预处理和定义视图是许多先进的容积可视化方法中包含的常见步骤。

8.2.5.1 数据采集和维度重建

每种可视化方法的初始步骤都是数据采集。扫描设备通过对感兴趣材料进行扫描以生成数据。在生物医学领域，CT或MRI扫描仪通常用于生成容积数据。获得的数据需要重建，以便将感兴趣扫描材料的尺寸与显示坐标系的尺寸相匹配。

除此之外，如果想要通过重建获得复杂结构的细节时，还需要等距（规则间隔）的扫描数据。扫描时放射技师有时会增加非感兴趣区的层间距，减少感兴趣区的层间距。例如，在CT重建时，放射技师可以在扫描正常骨骼时增加层间距，扫描骨折区域时减少层间距以观察细节。在这种情况下，需要重建新的切片或复制现有的切片使体积等距。大多数采用插值方法来预测新切片中的值。

8.2.5.2 数据预处理和提取

获取的切片可能包含伪影（如CT床、电缆和身体），或者在图像采集过程中可能增加噪声。在这一点上，需要应用适当的预处理和分割技术。预处理技术负责去除不需要的部分并精确地突出所需部分。然后，应用必要的分割技术从图像中提取所需部分。一些作者称为"数据分类步骤"。

8.2.5.3　视图定义

视图定义步骤的主要目的是选择适当的 TF。TF 的功能是将容积数据映射到几何图元或显示图元，并指定着色和照明效果。灯光效果用于增强表面形状的可见性，并提供容积数据的三维透视图。视图定义包括调整相机位置、指定纵横比，以及选择投影类型，这个步骤可能在每个算法中都有所不同。在渲染过程中，这些图元可以被存储、操作，并且相互混合以在屏幕上显示视图。

8.3　间接容积渲染（表面拟合）

间接容积（即表面）渲染技术是指渲染给定容积数据的表面。渲染的表面是不透明的，并且易于操作。为了表示连贯的结构，如皮肤和骨骼，使用具有相同采样率的点集来表示。多边形用于从点集概略估算表面。然后创建三角形网格，以更好地表示给定的容积，最后创建的二维三角形网格在适当的阴影和灯光效果下投影在屏幕上。

表面拟合方法通常通过提取几何图元（如物体的边界）来无限接近被渲染物体的表面。为了提取这样的几何图元，采用了合适的分割技术。大多数表面渲染方法使用基于阈值的分割技术来提取所需对象的边界。即使是商业医学成像工具，如 DICOM① viewer 和 3D slicer，也是如此。他们也使用用户定义的阈值提取对象的边界，然后生成多边形网格进行表面渲染。

简而言之，表面渲染方法将每个体素分成两类：一类是所需对象的一部分，另一类是背景的一部分。为了做到这一点，它需要一个用户定义的阈值。然后，使用边缘检测器算子（如 Canny 或 Sobel 算子）提取对象边界。最后生成一个多边形网格，通过应用适当的阴影效果在屏幕上显示表面。阴影效果由该位置的等值面值决定。不透明立方体法（立方块法）、轮廓追踪法、行进立方体法/四面体法和分割立方体法是表面拟合方法的几个例子。其中，行进立方体是一种广泛使用的方法。

8.3.1　不透明立方体法

该方法首先通过考虑等值面值来实现给定容积的二值化。然后，它识别所有边界的前面，并使面的法线指向视点。最后，这些面被渲染成阴影多边形。这种方法不使用任何插值方法来确定点，因此物体的边界不能精确地识别。此外，它可能会导致形成一个块状表面。

8.3.2　轮廓追踪法

在行进立方体算法发明之前，轮廓追踪法是生物医学领域最灵活的容积可视化方法之一。像立方体法一样，这种方法也影响给定容积的二值化。然后，通过顺时针方向穿过边界像素得到折线。最后，将表示相同对象的相邻切片的折线连接成三角形，生成的

---

① DICOM：医学数字成像和通信。

三角形作为物体的等值面显示在屏幕上。如果两个相邻的切片之间有相当大的差异，并且切片中有其他物体，那么这种方法就会行不通。

8.3.3　行进立方体法

Lorensen等设计了用三角形网格确定等值曲面的行进立方体算法。该算法根据8个角具有像素值的立方体定义体素。这些立方体在整个体积中行进。在行进过程中，立方体的每个顶点都被分类为在等值面的内部或外部。边界的一个顶点被划分为外部，另一个顶点被划分为内部来形成一个三角形片。然后这些来自相邻线的三角形片彼此连接形成等值面。为了在两个相邻的切片之间形成一个三角形片，立方体（体素）可以有256个不同的情况。考虑到旋转对称性，最终减少到15种模型。这15种通用三角形模型存储在一个查找表中，以备将来参考。形成三角形的实际顶点由线性插值函数确定。

最后，确定每个顶点的法线值，并将三角形网格投影到标准图形硬件上进行渲染。由于简单和高效，几位研究人员采用行进立方体法从获得的医学数据中重建三维模型。在大型数据集中，分割立方体用于绘制等值面，而行进立方体的变化，即行进四面体，用于在非结构化网格中绘制曲面。

表面绘制技术最接近容积数据的表面，并且在空间和时间方面是有效与直接的。然而，除表面之外，大多数应用程序还需要内部细节。例如，在为计算钻孔参数（如深度）而开发的基于VR的骨科模拟器中，整个容积需要进行磨蚀。也就是说，去掉钻头钻出的部分容积来显示深度。在这些应用程序中，表面渲染技术并不高效。因此，许多这样的应用现在已经采用了直接容积渲染技术。

8.4　直接容积渲染

表面渲染技术提取几何图元来显示容积数据的表面。如果数据量太大，那么提取几何特征和渲染曲面所需的时间可能会非常长。在这种情况下，表面渲染技术并不高效。除此之外，由表面表示容积，导致大部分内部信息在渲染过程中丢失。这些信息对于精确理解数据是很有价值的。为了避免信息丢失和获得高精度，在生物医学应用中较多地使用直接容积渲染（DVR）技术。

DVR技术直接将体素映射到二维平面中的像素。也就是说，他们在合适的TF帮助下直接渲染分割的容积，而不提取任何几何特征或结构。DVR技术直接从三维容积数据中重建二维图像。光线投射法、抛雪球法、剪切变形法、最大密度投影和3D纹理映射是最常用的DVR技术。这些技术运用于实际的容积数据。

8.4.1　光线投射法

光线投射法是最广泛使用的DVR技术之一，以显示容积数据的二维观看平面。因为关于这个技术相关的出版物较多，因此它在文献中体现的价值较高。这种技术从可视平面上的每个像素点发射一束光线到体积中，以确定每个标量值的颜色和不透明度值。用三线性插值函数计算这些值，这种技术不会产生任何阴影或反射效果。光线投射途径如图8.3所示。一些研究人员致力于提高光线投射方法的性能。Levoy研发出了一个自适应细化模型。该方法在光线投射和采样点计算期间跳过空白空间，以提高性能。

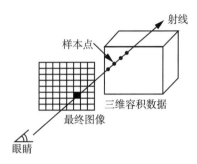

图8.3　光线投射传递

此外，Levoy讨论了两个改进。第一种方法，容积数据的空间相干性通过二进制容积金字塔编码；第二种方法，使用不透明阈值来终止射线追踪。Grimm等使用阈值水平并行性和砖砌容积布局来提高光线投射方法的性能。

8.4.2　抛雪球法

抛雪球DVR技术通过三维重建（Gaussian）内核来表示每个体素。每个投影的内核在观察平面上留下一个点（足迹）。体素对图像中每个像素的贡献是使用查找表计算的。除此之外，像素中的颜色和不透明度的值由TF计算。图8.4显示了抛雪球法。这种技术之所以被称为"抛雪球"，是因为渲染输出类似于在玻璃板上投掷雪球时产生的场景，雪更多地集中在中心，然而当它远离中心时会逐渐消失。基本的抛雪球法受到颜色混合问题的影响，Westor采用对齐薄片缓冲技术来解决这个问题，为了解决同样的问题，Subr开发了一个称为"自由体素"的自给自足的数据结构，Zwicker等使用椭圆加权平均数滤波器来克服颜色混合问题，Xeu等采用纹理映射来改善抛雪球算法过程的性能。

8.4.3　错切-变形法

混合DVR算法错切-变形是最快的容积渲染算法之一。它将基于图像顺序和基于对象顺序的容积渲染方法的优点结合。它使用游程编码（RLE）来压缩数据量，从而允许快速流式传输。除此之外，它还将视图转换分解为三维平面中的错切和二维平面中的变形。图8.5显示了共享对象空间从平行投影到原始对象空间的转换。错切-变形法以牺牲图像质量为代价，实现了更高的重建速度。为了克服这一缺点，即在渲染预集成容积的同时保持图像质量，Schulze等在平行投影中使用错切-变形法实现了渲染。此外，

Kye等提出了两种改善图像质量的方法。在第一种方法中,超采样是在中间图像空间中执行的,而第二种方法在名为"重叠最小−最大块"的新数据结构的帮助下使用预集成重建技术。

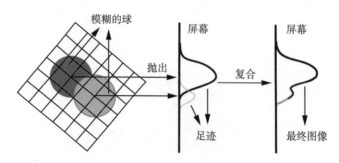

图8.4　抛雪球法线路
（图片由Zhang等提供）

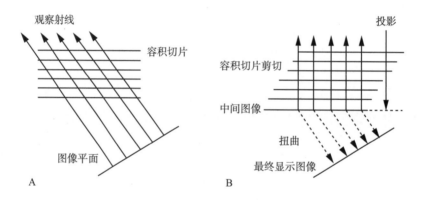

图8.5　标准变换（A）和平行投影（B）的错切−变形因式分解变化
（图片由Zhang等提供）

8.4.4　最大密度投影

最大密度投影（MIP）的基本原理是给像素分配一个最大密度。最大密度是通过评估观察者视线路径上的每个体素来确定的。MIP的概念如图8.6所示。它主要用于从容积数据中可视化高密度结构,如血管。MIP技术的局限性如下:没有给出阴影信息,深度和遮挡信息丢失。为了克服MIP的局限性(深度信息丢失),Mroz等实现了基于函数的交互式高质量MIP方法——三线性插值。

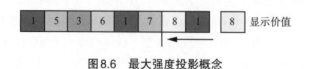

图8.6　最大强度投影概念

8.4.5 3D纹理映射容积

纹理映射容积渲染技术得到了传统显示设备的大力支持，用于渲染合成图像。得益于Cullip和Cabral等做出的贡献，纹理映射技术逐渐流行起来。纹理映射方法的核心思想是将容积分解为三个堆栈，并将每个体素解释为在［0，1］上定义的3D纹理。在栅格化过程中，通过在容积数据内使用三线性插值提取任意点的纹理信息。图8.7显示了纹理映射容积渲染技术的流程图。为了提高图像质量，van Gelder等在纹理映射中引入了着色。Rezk-Salama等又进一步整合了漫反射和镜面反射模型。Abellán等为多模型数据集提出了3种类型的描影法，以加速纹理映射技术的性能。

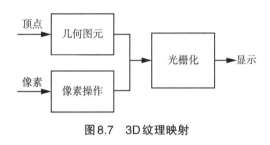

图8.7 3D纹理映射

8.5 容积可视化的最新进展

可视化数据以多维体形式存储。这些容积可能会在空间和多个维度上变大。用于存储容量数据的数据架构支持各种文件格式（如DICOM和STL[①]）和软件（如几个DICOM查看器或3D Slicer）。设计和研发一个高效的容积渲染算法仍然是一个具有挑战性的任务。可视化硬件、TF和渲染方式是研发这些算法的主要挑战。除此之外，还有一些额外的挑战，如视图依赖算法、基于图像的绘制、多分辨率技术、基于重要性的方法、自适应资源感知算法、远程和协作可视化算法及网络化。

8.5.1 基于硬件（GPU）的容积渲染进展

在传统的容积渲染算法中，软件计算帧，而CPU只用于渲染帧。基于软件的容积渲染有一些缺点。它假设硬件设备（如CPU和内存）足够快。除此之外，算法强制要求硬件处理高容量的数据。然而，CPU和内存本身无法处理如此庞大的数据（处理这样的数据需要专门的硬件）。这背后的原因是存储器和CPU之间的速度差距。基于软件的渲染算法需要预计算数据，因为预计算的数据总是比动态计算的数据快（在渲染过程

---

① STL：立体光刻的缩写。

中）。尽管预计算相关数据的处理使得处理速度更快，但由于内存时钟速度不够快，无法提供CPU所需的数据，因此处理过程仍然不能达到预期的效率。例如，内存的时钟速度（如DDR3 RAM）是1333MHz，而处理器的时钟速度是2.6GHz。处理速度之间存在着巨大的差距，而且缓存内存太小。

由于上述与基于软件的容积渲染算法有关的局限性，最近的一些研究引入了更适合并行处理的基于硬件的创新方法。除此之外，在并行处理硬件，即图形处理单元（GPU）方面也取得了诸多进展。因此，目前GPU是容积可视化的核心。

8.5.1.1 对GPU的需求

生成容积数据并在显示器上完成渲染在计算上花费高昂。为了在切片中渲染数据，算法必须基于直接或间接容积渲染技术为每个切片创建像素。处理如此庞大的数据不仅对于研发者充满挑战，而且对硬件的要求很高。为了深入挖掘数据，用户需要从不同的角度进行观察。这反过来又产生了视图处理的需求，也就是容积可视化。而容积可视化在速度和内存方面耗费巨大。这促使GPU需要满足容积可视化的发展。

可视化中的数据处理包括数据采集、数据预处理、容积生成、容积渲染和可视化等阶段。这必须是实时的，或者有时是动态的。为了处理这样的高维数据，一个并行处理系统是必不可少的。除此之外，像素/体素需要使用容积生成算法实现直接容积渲染。直接容积渲染方法需要将抽象数据和基础数据结合。也就是说，它要求容积是透明的，并且应该显示光和阴影在容积中的传播。这样的渲染使得它必须被并行系统处理。所需的并行处理可以通过GPU实现。除此之外，一些应用程序还需要深入研究容积数据。比如要通过观察微小的细节进行进一步的研究，显示屏必须足够大，并且屏幕的分辨率必须足够高。

除此之外，就处理速度和内存容量而言，GPU的进步较CPU遥遥领先。使得GPU能以非常高的速度渲染帧，这是可行的，因为大尺寸的数据也可以轻易地装入GPU。GPU的这个特性对基于硬件的容积渲染是助益的。医学领域的可视化越来越依赖于高性能计算机（HPC）来计算基础像素数据、容积特性和渲染现象。对于这种任务，多GPU工作站，即分布式GPU集群和基于云的GPU，是更可行的选择。GPU单元是多核的，每个GPU单元都有多线程块。这些是并行处理的核心。高带宽网络的引入是分布式图像处理的支柱，广泛应用于医学可视化领域。基于仿真的硬件和软件越来越多地应用于可视化容积生成。除了GPU之外，最近的一些应用程序正在使用10个处理单元（TPU）来完成医学可视化任务。

8.5.1.2 GPU上的加速器

为了加速GPU的并行处理，需要软件加速器的配合。软件加速器是计算统一数据体系结构（CUDA）。除了CUDA，OpenCL[①]是另一个可视化的加速器。GPU制造商AMD[②]支持OpenCL加速，并且在许多可视化设备中用于处理多维可视化数据。除此之外，这些设备相对低廉。因此，目前许多医学可视化应用程序使用GPU加速设备。然而，可视化质量和执行时间取决于诸如GPU模型、GPU数量、线程数量和所使用的加

---

① OpenCL：开放式计算语言。

② AMD：超威半导体公司。

速库等因素。

英伟达（NVIDIA）公司在2006年引入了CUDA模型。它用于并行处理指令。大多数编程特性都是C语言的扩展形式，它是用NVCC编译器编译的。CUDA编程模型通过在并行线程中执行指令来使GPU加速。图8.8显示了CUDA架构。CUDA在一个块中有几个线程，而每个网格包含几个这样的块。通过分配图像数据和使用线程ID，数据以并行方式处理。

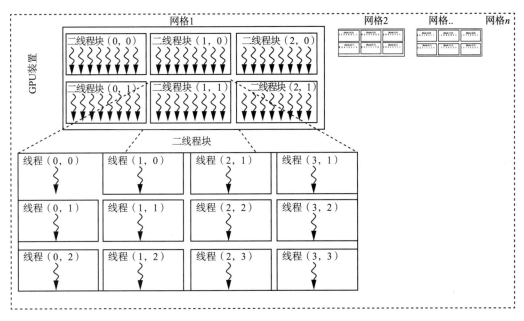

图8.8　CUDA架构
（图片由NVIDIA公司提供）

最近的研究表明，研究人员更喜欢使用硬件加速器及软件库进行可视化实验。Weinrich等使用CUDA和OpenGL[①]，以及两个GPU，即GeForce 8800 GTX和Quadro fx 5600进行可视化实验。速度比CPU提高了148倍。这些是CUDA和OpenGL的早期版本。在撰写本文时，NVIDIA公司已经发布了一个新的CUDA版本，即CUDA10.0。CUDA最近的改进包括支持各种库，如医学图像的深度学习。cuDNN、GIE、cuBLAS、cuSPARSE和NCCL等库支持CUDA的深度学习。CUDA的一些库（CUFFT和NPP）支持医学图像的四维处理。有研究证明，在可视化过程中使用GPU会出现延迟。本研究利用3D纹理映射（3DTM）、基于软件的光线投射（SOFTRC）和硬件加速光线投射（HWRC）技术设计了可视化算法。他们使用三个GPU来比较性能增益。最近，NVIDIA公司在其旗舰GPU RTX2080中引入了RTX[②]特性，这都有利于直接和间接容积渲染。

---

① OpenGL：开放图形库。

② RTX：实时光线追踪。

8.5.2 TF的进步

设计TF是一项复杂的任务。研发者在设计一个有效的TF时需要考虑几个参数（如颜色、不透明度和纹理）。TF用于创建容积数据并从容积中提取光学特性（如颜色和不透明度）。TF是可视化途径中的必要步骤。医学容积数据是一个标量实体，它位于三维空间域中。三维图像生成涉及通过TF将数据从体素映射到像素。TF可以分为两种类型：以图像为中心和以数据为中心。一般来说，以数据为中心的TF可以被设计成4种不同的方式：手动、半自动、自动和基于机器学习的方式。在手动TF中，使用手动参数，因此这些参数不需要进一步讨论。在半自动TF中，部分参数需要用户干预（视图选择），而自动TF不需要用户干预，基于机器学习的TF学习数据并自行提取所有参数。研究人员设计了几个TF，包括以图像为中心和以数据为中心的TF，考虑了所有参数和设计难点。

8.5.2.1 以图像为中心的TF

在以图像为中心的TF中，参数是从所得到的图像中计算出来的。这些参数用于把初始结果生成最终结果。通常，以图像为中心的TF以物体的外部形状作为参数。然而，一些额外的参数（如纹理）没有被精确地提取出来，这意味着他们忽略了微小的细节。这些微小的细节几乎是医学领域所有可视化应用的主要需求，因为它们有利于观察细节、帮助诊断，如癌细胞、动静脉的损害及微小的骨折。因此，以图像为中心的TF对于医学可视化是不可取的。

8.5.2.2 以数据为中心的TF

与以图像为中心的TF不同，以数据为中心的TF参数是从原始数据而不是结果图像中获得的。为了做到这一点，参照容积的体素信息需要被考虑在内。

最近的研究表明，容积渲染是容积可视化的关键阶段。渲染的结果在很大程度上取决于选择合适的TF。然而，TF的实际设计是一个更加复杂和耗时的任务。最近，半自动和自动的TF研究已经完成。这些TF用来克服容积可视化中的几个设计挑战。TF的主要目的是识别数据的潜在信息并提取所需的参数。此外，这些参数是基于材料和投影使用的。我们研究了对医学可视化有用的TF的最新进展。以下内容研究了半自动、自动和基于机器学习的TF的一些最新设计。早期的研究表明，TF使用被渲染体素的直方图值。这种具有标量值的TF，如式（8.1）所示，通常被称为1D-TF。

$$q(d) = C[M(d)] \tag{8.1}$$

然而，由于只使用直方图值，1D-TF不能正确地对对象进行分类。除了直方图值，梯度大小也是必需的。提出了基于强度值和梯度幅值的2D-TF，如式（8.2）所示，它在检测多种材料及边界方面更有效。

$$q_{separable} = (d_1, d_2) = V[M(d_1), d_2] \tag{8.2}$$

一些TF被认为是标量值的导数，还有曲率值、特征维度和环境遮挡。为了使容积数据中的重要部分突出显示，使用了一些基于可视化的方法。式（8.3）显示了基线TF

中使用的参数。

$$I = \int_a^b q\ (\ s\ )\ e^{-\int_a^s K\ (\ u\ )\ du} ds \qquad (8.3)$$

其中I为a和b之间的光强度。a和b是体积中穿过的点。$q\ (\ s\ )$为光的分布。K为光的衰减。材料特性和光传输被分别重新定义函数$q\ (\ s\ )$和$K\ (\ u\ )$。TF用于估计$q\ (\ s\ )$和$K\ (\ u\ )$。由于基线TF与物理特性无关，基线TF无法将物体表示为射线点及其颜色值，而射线点及其颜色值代表物体的光学特性。Max等提出了式（8.4），包括射线点的颜色及其在TF中的不透明度。

$$I = \sum_{i=1}^n C_i \alpha_i \prod_{j=1}^{i-1} (\ 1 - \alpha_j) \qquad (8.4)$$

$$C'_{i+1} = C'_i + (\ 1 + \alpha'_i)\ C_i \alpha_i \qquad (8.5)$$

$$\alpha'_{i+1} = \alpha'_i + (\ 1 + \alpha'_i)\ \alpha_i \qquad (8.6)$$

其中C_i是光线点的颜色，α_i是光线中光线点的占比，C_i可以用式（8.5）和式（8.6）逆序递归求解。其中C_i为累积颜色，α_i为射线点的不透明度，给出加权颜色和不透明度分布。为了使TF在各种绘制技术中有效和实用，近年来的研究提出了基于半自动、自动和机器学习的方法。我们将在下面的内容中讨论这些研究。

8.5.2.2.1 半自动 TF

最初，He等提出了一种半自动TF的方法。为了生成TF，他们使用了遗传算法。这个算法可以确定最适合的TF，每个迭代都可以以用户或系统为中心。Castro等提出了基于组件的方法，对每个组件（如骨骼、组织和肉体）使用不同的TF。使用这个组件的加权混合来设计TF。为了设计一种新的半自动TF，Fang等使用图像增强和边界检测来转换数据集，然后进行线性颜色操作。这两步过程在设计半自动算法时是十分有效的。

Durkin提出了一个多维容积的属性值和方向导数来构建直方图。除了构建直方图，他们还考虑了图像的边界。为了构建半自动TF，做了一个含有物体边界和直方图信息的模型来构建不透明度函数。此外，Prauchner等扩展了他们的方法，并评估了各种设置。为了对数据集进行分类，Roettger等已经使用了值或梯度，以及三维坐标的直方图。通过使用Correa和Ma提出的算法优化绝对值范围及调节不透明度，增强了隐藏图案的可见性。这种方法使用直方图来表示射线点的可视性。在后续的工作中，他们为可见度数据添加了迭代模式视图。

目前已经实现使用聚类技术来分离对象特征以提高TF的性能。一些研究人员使用聚类技术，利用边界信息之间的相似性来检测物体和材料的边界。Šereda等提出了两种聚类，一种用于识别边界，另一种用于确定容积中的连通性。利用聚类层次结构设计了一种半自动TF。Maciejewski等提出了一种用于腹部可视化的TF，其组件由一组特征生成。他们使用值和梯度作为构建TF的特征。一些学者研究了半自动转移属性，而不是TF的半自动设计。Praßni等设计了这种转移属性。这可以帮助渲染不同容积的对象。在数据预处理过程中识别这些属性。

Ip等提出了段的分层结构，用户可以选择直方图的适当片段来为每个选择生成TF。

最近，Liu等提出了一种数据包含多个体素特征的方法。这些多个特征可以用来呈现动态投影，用户可以有多个特征空间视图，这些视图可以用来选择aTF。

作为缩略图，半自动TF需要用户干预。因此，它们不适用于实时容积渲染。由于存在用户交互，容积渲染过程变得更慢。

8.5.2.2.2 自动TF

半自动TF需要一些用户交互，而自动TF不需要用户干预。从平均表面计算出待渲染表面的空间值的近似偏差，并使用Pfaffelmoser等的自动TF对其进行着色。Wang等提出了一种简单的方法来为一组单元格分配颜色和不透明度值。通过分解从容积中提取的特征空间来构成单元集。单元被分离，只有具有重要特征的单元被保留并进一步处理。除此之外，来自噪声数据的单元被拒绝。在给单元格分配颜色和不透明度之前，通过连续合并单元格来创建一个层次结构。同样，Fujishiro等提出了基于三维场拓扑和图形表示的TF自动颜色分配。根据Wang和Kaufman的提议，使用基于重要性的函数自动选择TF。在所提出的方法中，使用重要的颜色特征来计算对象的重要性。Bramon等提出了多功能自动TF。在设计TF时，使用信息和发散因数来定义对象属性。Tianjin提出了基于强度和梯度幅度的自动化方法。除强度值和梯度外，他们还考虑使用体素信息及其空间布局。最后，他们使用聚类来生成TF。

总之，自动TF优于半自动TF。自动TF加快了渲染过程，性能也更好。TF的设计多数使用聚类技术。

8.5.2.2.3 基于机器学习的TF

机器学习帮助研发人员提出TF的学习参数，这些参数用于投影对象及其属性。在这种类型的TF中，监督机器学习算法使用训练数据和训练数据的转换来学习TF。在这个过程中，对基础对象进行分类，然后确定TF。为此，研究人员使用了各种机器学习技术，如人工神经网络、隐马尔可夫模型、支持向量机和聚类技术。

已经提出基于机器学习的各种方法，Sundararajan等研究了它们对自动TF的影响。他们的研究表明，随机森林方法非常适合TF的设计。De Moura Pinto和Freitas提出了一种降低容积和TF空间维数的非监督式学习方法。所提出的技术还使用非监督式机器学习在降维上分配对象属性，如颜色和不透明度。Wang等使用具有反向传播的人工神经网络来发现输入容积的相似性。TF是通过对来自一组参数的信息进行分类来生成的。Selver等提出了一种方法，在不同的变换象限中表示高频和低频结构，以增强容积数据。他们像毛刷一样扩展，对选定的象限进行平铺以重建容积。

在最近研究的技术中，已经观察到基于高斯朴素贝叶斯分类器对复杂数据集的处理有限，尽管它们分类相当快，但它们不能处理异常值的影响。使用k近邻分类器可以获得更高的准确性。然而，它们的成本相当昂贵，因为它们不能从输入的训练数据中获得高维数据。

同样，向量机（SVM）的训练耗时，但它比K-NN更快，对于分类提供的数据应该归一化。单层感知器是有用的，但它们不能与其他分类器相比。基于机器学习的TF受益于简单的贝叶斯网络，但是随机森林在与TF相关的各种挑战中都很重要。

总之，基于设计方面，还有其他各种各样的TF类别。其中许多需要复杂的方法来设计和预测TF的参数。这样的方法不能认为是一个进步，关于这些方法的更多信息可以在Ljung等的研究中查阅。

8.5.3 生成对抗网络

在图像处理领域，生成对抗网络（GAN）是一个里程碑。GAN生成器网络基于监督训练数据生成图像，对抗网络评估生成的图像。学习函数基于从对抗网络接收到的建议来调整生成器网络的参数。图8.9显示了GAN在生成可视化数据方面的应用。

使用生成网络来学习视图变体TF空间，该网络通过分析训练数据中的输出图像来量化所需的变化。生成的空间直接用于渲染，使用户能够观察容积的全貌。由于该模型独立于渲染过程，因此该算法还演示了由各种数据集上的全局照明生成的结果图像。一种新的交互式可视化工具（GAN Lab）可用于使用选择性和流行的深度学习模型对GAN进行实验。它允许用户训练各种通用模型，并在训练过程中可视化中间结果。

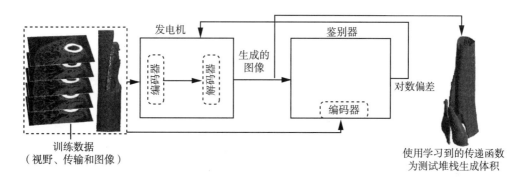

图8.9 GAN如何处理带标签的图像来学习可视化转化

最近，提出了一种具有不同阶段的GAN模型，用于生成各种物体的三维体。生成器网络捕获对象结构并生成高质量的三维对象。它还为三维对象创建了概率空间和三维空间之间的映射。这可以在不使用参考图像或外部模型（如CAD）的情况下完成。模型中的判别器网络为图形创建三维描述符，该描述符是在没有任何监督的情况下学习的；这样的模型可用于在生成的容积中识别三维物体。

总之，鉴于GAN模型的进步，人们认为它们可以在医学成像和可视化中发挥至关重要的作用。人们期望越来越多的研究利用GAN来生成、渲染和识别三维数据。

8.6 容积可视化工具和库

一些软件工具和图形库可用于容积可视化，其中大部分是开源的。放射技师常用DICOM查看器使三维扫描设备获取的容积数据实现可视化。除此之外，3D Slicer和3D-DOCTOR是研究人员通常用于重建三维模型的工具。这些工具生成的模型可以存储在STL文件中以备将来使用。Johns使用一种混合工具开发了一种高真实感的驾驶模拟器。除此之外，CUDA、OpenCL、OpenGL、VolPack和可视化工具包（VTK）等都是用于容积可视化的库。

8.7 结论及未来的发展方向

本章系统综述了几种容积渲染技术，包括直接容积渲染和间接容积渲染。我们还详细讨论了容积可视化过程中涉及的重要步骤。此外，我们详细讨论了TF的最新进展，包括自动和半自动设计，以及基于机器学习的TF及其性能。基于硬件的进步，本章还详细说明了使用各种GPU的CUDA编程及其对可视化处理的影响。除此之外，还简要讨论了一种基于GAN的逼真可视化体系结构。

在数据分类（分割）步骤中，以前的大多数尝试都使用了基于阈值的方法。阈值分割是一种传统的分割技术，既不分析图像内容，也不分配唯一的标签（在容积中存在多个对象的情况下需要）。在未来，应进行更多的研究尝试来设计基于图像内容分析的预处理和分割技术。预处理技术应能够去除不需要的伪影，并通过分析图像内容来增强感兴趣区域。分割技术不仅应提取所需的部分，还应为容积中的每个对象分配唯一的标签。

将来，研究人员可以考虑使用自动［深度和（或）基于机器学习的］TF来研发容积渲染方法。自动TF的适应性定会减少研发时间，让研究人员可以专注于所需系统的研发。除此之外，还需要进行更多的研究来设计混合容积可视化技术，这种混合容积可视化技术最初是通过表面渲染方法渲染容积，在检测到碰撞后，该技术应通过DVR实时生成内部细节来实现渲染。

第 9 章

病理数字切片和医学图像分割综合信息发展综述

M.Ravi，Ravindra S.Hegadi

9.1　引言

病理学是诊断领域的重点分支学科，以诊断疾病为目的。其中，病理解剖学是病理学的一部分，利用显微镜对组织病变过程进行成像和分析。尽管在其他医疗领域（如影像学）中，影像信息及自动化处理已经得到广泛应用，但在病理解剖学领域，相关的基本程序化流程仍未完全形成。计算机病理学成像的最新进展，尤其是全玻片成像（whole slide imaging，WSI）领域，已经开始向计算机病理学转变。随着数字化设备的逐渐完善，其在病理研究设施中的应用也在扩大。美国病理学家协会建立了一个革命性的程序"Keeping in Intellect"，旨在加快病理研究中心的发展。

此外，病理学家协会已改变了以往的检测方式，将计算机图像纳入检查流程中，在采用显微镜对载玻片进行评估时甚至可以采用电子放大镜协助观察。这一创新的实现使得病理成像信息以指数级增长，预计会获得海量信息。

9.1.1　病理信息数字化面临的挑战

全面利用计算机病理成像信息有助于增进对疾病的理解，但推动媒介和通信突破的关键技术仍存在挑战。

图片大小：整张病理图片常规包含200亿像素，若采用24b格式的无压缩图像约需占据56GB内存，而采用JPEG格式存储可将其压缩至数GB或MB。多维病理图片将图像堆叠在一起，提供深度通道信息，能够更加深入地观察图像，从而获得更多信息。单独的图片质量评估框架可对大量图片进行评分，这对存储容量和科学研究来说值得关注。

低延迟：获取的病理图像通常集中保存在一个服务器上，由专业人员经系统远程查看。为保证阅片过程的流畅，确保图像平移及缩放等操作，需要有足够迅捷的服务器。虽然大多数结论都是通过组织活检后延时得出，但也要考虑术中病理结果的时效性。

独特的压缩需求：病理图片的内容决定了图像压缩的困难程度。若基于压缩图片得出结论，压缩程度和读片质量就是相悖的。强力的压缩是确保流畅性回顾图片的先决条件。然而，目前尚不清楚现有的病理图片处理策略对病理图像及其诊断的影响。此外，在商业构架中，还没有关于多层图片的压缩设计。

以上困难推动了病理学媒介领域的另一个发展，即计算病理图片生成定量信息的分析。从大量细胞中每个细胞的单一描绘到整个组织局部和纹理的描述，这些推断信息实际上在不同分辨率上展示了病理玻片的实质。这种对资料进行的额外分析可以在其他步骤之前进行运行、管理和去均一化。医学成像和信息存储的进展可能成为病理图像分析的里程碑。图像判读将在识别新型靶点、建立新的疾病秩序框架中发挥基础性作用，从而预测治疗反应。同样，全基因组测序也提供了一个了解患者遗传性疾病倾向及治疗反应的机会。通过对精心收集的大量病理图片进行计算，使微粒和有机物之间的相互作用可视化。图片判别信息将提供一个丰富的资料库，包含预期的生存期和治疗反应信息，同时还可进一步阐明病变成分，从而彻底改变对肿瘤和感染患者的护理。

本章分为7个部分。第9.1节为引言。第9.2节讲述了病理学基础，包括显微镜发展历史及其对演示方法建立的影响。第9.3节讨论了病理成像数字化，并介绍了相关技术的前沿研究。第9.4节讨论了此领域中病理图像检查和现阶段的研究情况。第9.5节阐述了病理成像基础设施的管理。第9.6节描述了与高级病理学实践相关的部分和使用图像处理进行病理学成像的图片。第9.7节为结论。

9.2　全玻片成像的起源

病理解剖学是病理学领域的一个分支，通常利用放大仪器分析固态或液态的细胞及亚细胞形态。将样本从患者身上取下后，送到病理科进行检查并得出结论。工作人员首先在未使用放大镜的情况下对标本进行初步分析，称为大体检查，为进一步选择其中部分微小组织进行下一步检查做准备。每块组织的病理玻片制作需要使用各种仪器。完成初步检查后，进一步采用各种溶剂进行脱水和固定等步骤，将其植入石蜡包埋。随后，将组织薄切片放在载玻片上，根据要观察的组织成分特点进行不同的混合染色。染色后，在组织上滴上光学检查所需的树胶并盖上玻璃或塑料盖玻片，这两种盖玻片在保护组织免受伤害的同时，也有助于更清晰地观察。染色不仅能让病理医师在放大镜下看到组织，还能凸显组织因疾病而发生的特殊变化。其中最常用的染色是苏木精-伊红（HE）染色，它能显示微小组织结构，苏木精可使细胞核内的核酸染成紫蓝色，而伊红可使细胞质和细胞外基质中的蛋白质染成红色（图9.1）。

玻片准备完成后，将其与部分临床数据共同传送至病理科以进行进一步检查。病理医师通常会先在低倍镜下观察玻片上的组织，在较大视野下进行初步评估，再采用高倍镜观察低倍镜所选定的区域，以更好地观察典型部位。观察完后，依据其观察到的病变及组织情况，病理医师将按标准格式记录检查结果并出具病理报告。这些发现可能包括对肿瘤高低级别的评估、肿瘤边缘状态（即确定外科手术是否完全切除整个肿瘤）、每个高倍视野下分裂（有丝分裂）的细胞数量、是否出现恶变、罕见标本，以及肿瘤血管侵犯等。如果仅凭HE染色无法确定，则可能会额外使用其他染色进一步补充评估。在大多数病理检测机构中，通常有数种常用染色剂，而病理医师需根据假定的结论选择这些染色剂。免疫组织化学（immunohistochemical，IHC）染色是对能够与特定靶点（即抗原）特异结合的抗体进行染色（图9.1）。这些染色剂与组织结合，能够对放大镜和常规HE染色无法观察到的特定抗原进行定位、定性或定量检测。IHC染色对于探索罕见标本及识别肿瘤细胞内特异抗原变化具有重要价值。

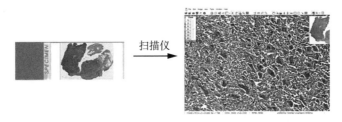

图9.1　WSI在高倍镜下摄取整个玻片的视野图

历史上，利用光学放大仪器检测生物细节的历史大致可追溯至500年前。1595年，荷兰的Hans Jansen和他的孩子Zacharias共同制造了一种初级的复式放大镜，该放大镜由多个镜筒组成，通过调节镜筒之间的距离可实现不同程度的放大效果。但他们的创造最初并未发表，发明显微镜的大部分功劳归于伦敦皇家学会成员Robert Hooke。Hooke在1665年发表了第一部有关初级显微镜的书籍——《显微制图》(*Micrographia*)。在该书中，Hooke展示了他精致的复合放大镜，内含三个光学焦点、一个镜台和一个光源。荷兰研究人员Antonie van Leeuwenhoek在显微镜焦点方面进一步取得了重大突破，提高了放大倍数，使得微生物、原生动物和精子得以呈现，因此他也被称为"微生物学之父"。

在19世纪末和20世纪中期，染色剂及人工色素的使用给人类带来诸多至关重要的细微发现。1858年，Joseph von Gerlach发现了胭脂红对细胞核和细胞质染色后的差异。1873年，Camillo Golgi发明了银染色法；1871年，Adolf von Bayer发明了荧光标记中至关重要的荧光素；1896年，Paul Mayer发明了HE染色。19世纪后期，光学显微镜的研究也同样取得了重大进展，其中包括1873年Ernst Abbe、Carl Zeiss及Otto Schott团队提出的假说。该假说认为，普通光学显微镜对两个焦点之间的最小可分辨间距约等于光波波长的一半，而这一规则的使用引领了显微镜的飞跃性发展。继August Kohler于1904年研制出第一台紫外显微镜后，Oskar Heimstadt于1911年发明了第一台荧光显微镜。基于此，各种辅助方法的不断进步促进了有关生物结构的研究，其中包括用于特异性抗原识别的免疫荧光技术，用于区分标准轻链片段中抗原的免疫过氧化物酶法，以及用于质量检测的绿色荧光蛋白。

9.3　病理成像数字化

20世纪50年代末，利用微小信息进行更好的妇科筛查成为数字病理学初步进展之一。其中参照Nipkow圆盘构建的CYDAC显微镜扫描系统是病理学研究早期数字化的一个典型案例。由于图像放大后视野受限，最初更高级的病理学仅致力于捕捉组织的一小部分作为检查区域，无法将整个组织片段的显微图像整合到一张单独的计算机图像中。直到后来，WSI仪器的发明才能够将整张玻片的显微图像捕捉到单独的计算机图像中进行处理。最早获得WSI的原始方法是将采用机械放大镜耗费大量时间所采集的图片沿边缘组合在一起，创建一个虚拟放大仪器，使医师能够在不同的放大级别上探索生成WSI。WSI不仅仅是查看整张玻片，它还允许对特定区域进行放大，并聚焦感兴趣区。早期的WSI仪器由当时在Interscope Advancements公司工作的John Gilbertson和Art Wetzel发明。此后，出现了许多经济可行的类似概念，而且这些框架概念仍在持续发展。随着虚拟显微镜的可执行化及计算机运行速度的提升，WSI图形化单元逐渐可行，这些工具现在广泛应用于研究、教学及日常工作中。

  远程病理学是利用先进的病理学图像进行分析，而无须使用病理玻片和放大镜，WSI的创新使远程病理学在临床应用中的地位迅速提升。实际上，在WSI发明之前的1986年，第一篇使用"远程病理学"这一术语的文章便已发表。基于WSI构架的远程病理学应用促进了大量相关研究，证实其在疾病治疗中的重要性。2012年，在数字病理学工作组会议上，已将远程病理学写入了白皮书中，挪威已成为冷冻远程病理学取得有效进展的国家之一。在病理住院医师培养项目中，信息库的预备扩展可能会促使远程病理学创新进一步增加，毕竟病理学医师可通过上传临床信息来进一步充实信息库（表9.1）。

表9.1　显微镜及数字病理学成果时间表

序号	年度	病理数字化成果
1	1590年	荷兰眼镜制造商Zacharias Janssen发现复合显微镜的原理
2	1665年	Robert Hooke出版《显微制图》
3	1911年	Oskar Heimstadt发明第一台荧光显微镜
4	1987年	远程病理学概念提出
5	1990年	CCD和CMOS传感器应用于显微镜，实现了广泛数字化
6	2000年至今	WSI广泛应用于数字病理

  一项对当前市场的研究发现，到目前为止，提供WSI服务的机构已超过10家。现代化框架能够提供各种各样的服务，从关闭高通量线路过滤工具转换为可用于工作区且小型廉价的单切片框架。计算机病理学相关的术语呈现指数级增长，也标志着相关配件工具的增长（图9.2）。

  2010年5月在德国柏林举行的欧洲扫描仪大赛上展示了几种病理玻片检查评估工具，用于评定速度、中心和图像质量。近年来，新型集中组成部件已出现，一些工具持续发展，可利用双传感器或环式传感器来加快扫描速度并提高中心质量。另外，由于直接控制单个切片的机械技术容易出现故障，以迂回的方式处理切片的磁带式载玻片支架正逐渐取代该部件。

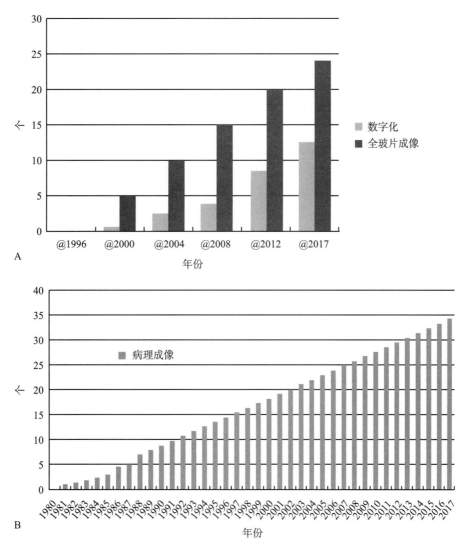

图9.2 病理数字化和图片评估的医学记录

9.4 病理成像的计算机分析

数字化的病理成像给病理图像的定量评估带来了新的可能性。在过去20多年的数字化升级过程中，配准设备及图像准备策略方面也同样取得了巨大进展。这也促进了病理影像领域图像检查的发展，使得病理图像检查成为学术研究及临床诊疗中的一部分。在本节中，描述了病理影像检查的基本要素、最新进展及目前遇到的障碍。病理学完全是一个影像研究领域。在常规的病理学任务中，切片、测量和图像分组几种流程协调作用，其中还包括中和剂的量化、细胞的辨认和排序，以及多细胞或区域性微小结构的描述。以下是医学图像处理程序中常见的应用分类。

• 抗体测定：IHC染色与特定蛋白质或其转化结构的特定区域密切关联。这些染色剂通常与一种抗染色剂（即抗原）配对使用，如具有组织结构特征的苏木精染剂。通过利用大量的染色剂创建了一幅既包含结构信息，又包括免疫信息的复合影像图，因此可以利用计算机算法将其拆分。例如，美国FDA认可的胸部诊断计算便属于该类检查。

• 目标图像分割：识别细胞核等元素，并区分它们的边界。分割之后，通过计算获得所提取区域的形状、阴影和表面积，这是一个典型的提取过程。

• 图像区域分割：需要分割的物质通常由简单的结构组成并积累，其特征是复杂或有纹理的外观。图像包括识别静脉、损伤和刺激的边界。

• 特征提取：在具体任务执行或分配之前，对区域特征的提取是达成对物体或区域进行有效描述的必经过程。特征提取实际上是将目标特征表示为一系列向量的过程，然后使用机器学习方法对目标进行分类。

• 分类：结构、区域或整个切片的亮点可组成具有不同特征的集合。这些切片的特征可通过训练机器学习（machine learning，ML）模型的方法将其分入适当的类别。

• 配准：将至少两幅图片映射到相似坐标轮廓的方法。该技术可用于从组织片段的排序中进行三维重建，或者勾勒出彼此着色不同的区域，以反映免疫组织化学反应的接近度。

下面展示的是病理影像学检查研究的简要基础，更为详细的说明见Gurcan等研究。

（1）图像分割：细胞核、细胞质或亚细胞结构分割是病理影像学检查中最基本的问题，可对特定结构进行染色，使这些结构具有特定阴影，因此阴影分割便成为图像研究中的主要问题之一。然而，由于自然规律及人为处理导致的变化在图像上交叉呈现，病理图像分割一直处于测试阶段，并未得到广泛应用。图像分割常用技术包括：①阈值法；②活动轮廓法；③贝叶斯法；④区域增长；⑤图像聚类。

细胞核分割是病理图像分割的典型问题。有研究提出了一种结合阴影、表面和形状的贝叶斯原子分割法，可用于处理胸部和前列腺肿瘤图像。细胞核分割中存在一个长久以来难以解决的持续性问题，即对紧密聚集细胞群中的细胞核进行分离。另一个常见问题是特定结构相关的染色图像分离，如HE染色图片中亚细胞结构分割。在这些图像中，细胞核、细胞质及血液等结构在不同染色方法之中具有不同阴影背景。均值移动计算将阴影背景和空间区域共同整合到一个系统中，并在一个含有阴影变化的空间进行识别。

（2）区域分割：可以是多种结构的分割，从基础的多细胞结构分割到完全无监督分割。鉴于众多组织或部位的纹理外观不同，含大量图片的表面分割策略通常会根据病理成像进行调整。区域分割前通常有一系列的程序，如高亮区域的提取等，为进一步区域分割做准备。基于滤波器阵列的多分辨率技术，通常用于解决不同尺寸间组织的差异。不同的策略选择取决于空间测量和几何形状情况。两点连接工作可测量组织片段的空间离散距离，如细胞核和细胞质，从而为每个组织成分形成一个空间-事实标记。这些标记因在高效的计算中可准确定位而成为优选。

（3）计算机辅助诊断（computer-aided diagnosis，CAD）：是病理图像研究中最热的领域，旨在通过复现已建立的分析技术以减少诊断中的不确定性和错误。目前已有多种多样的框架可用于各种疾病，包括宫颈病变、前列腺恶性肿瘤、乳腺病变、结肠肿瘤、神经母细胞瘤及滤泡性淋巴瘤。CAD框架通常包含许多模块，包括执行对象分割、区域分割及特征提取，从而实现疾病的特征描述。下面通过简单回顾两个CAD构架来展示基本的CAD思路。

1）神经母细胞瘤CAD系统：神经母细胞瘤（neuroblastoma，NB）是青少年最常见的神经系统肿瘤之一。NB的分析过程一般需由本领域研究极为深入的病理医师进行，分析过程烦琐且难以定性。由于这种异质性肿瘤情况较为特殊，病理医师在分析中所能参考的类似病例数量极为有限。考虑到研究最终目的是克服肿瘤异质性，NB图像采用了两种分割方式。细胞基质排列采用识别外观来鉴别富含基质和缺乏基质的区域。将图像分成细胞核和细胞质两部分，通过分解两部分的表面纹理评估分化的程度。两项评估均以多分辨率的方式进行，以提高计算精度。

2）淋巴瘤CAD系统：滤泡性淋巴瘤（follicular lymphoma，FL）是非霍奇金淋巴瘤的第二常见的类型。从滤泡样多细胞区开始，FL几乎包括所有不同种类的淋巴瘤，该肿瘤通常需先使用低倍镜识别滤泡，再使用40倍镜寻找中心母细胞。在异质性肿瘤中，滤泡与滤泡之间的中心母细胞形态波动变化极大，评估极难。

有研究利用混合纳入/分类方法将各种染色方法的图片数据合并在一起，创建了一个电子框架，期望实现中心母细胞的自动化识别。在细胞结构特异性染色的图片中，滤泡区域很难识别，因此需要先利用区域分割方法将滤泡与染色剂着色的区域区分开来。在染色着色中，难以将中心母细胞从其他细胞中识别出来，利用非刚性纳入将滤泡区域映射到具有结构特异染色的组织块中，再将映射滤泡区域中的细胞分离及分组。

9.4.1 规模需求

计算、存储和系统管理仍然是病理成像的重大挑战。现在的商业扫描仪已能获得放大40倍的图像，并且设备技术发展得越来越快。在放大40倍的情况下，仅一个面积为2cm^{2}的玻片，其病理数字化图片即包含75亿像素（未压缩情况大小约21GB）。在这种规模下，在一台单独的机器上进行检查是不切实际的。为解决这个问题，更高级的配准方法已在学术研究和临床病理成像中使用。对原本应用于常规成像的绘制插图设备的用途调整是一个极大的进步，在处理单元不够的情况下，这些设备提高了工作框架内图像检查的速度。目前，一些机构已经开始提供某种类型的并行计算，作为检查进程中的一部分。对玻片进行粗略扫描之后，需要记录算法结果，并将图片以接收的形式展示出来。这个主题将在第9.6节中进一步讨论。

9.5 基础设施管理

分析、监督、质询和分享WSI是其应用于人类电子化服务的基础。其构架应能够支撑WSI基础获取、管理和交易，并推断出科学结果。

9.5.1 WSI系统的购买、管理及更换

WSI管理的真正困难来自于采集速度、所创文件大小、图片排列的多样性及如何将其用于临床数据创新。总之，为实现数字化，在病理图像采集中，仪器应具有在接近

图9.3所示的正常速度下以高放大率（40×目标）检查WSI的能力。其采集速度必须根据组织样本大小而变化：普通段尺寸为15mm×15mm（225mm²）；也可以实现从数平方毫米到25mm×55mm（1375mm²，超过普通段表面积的6倍）之间的任何面积进行采集。在20倍放大倍率下，采用15mm×15mm的尺寸采集2m的样本图像，即使是常规病理图片也需要几台扫描仪才能完成图片数字化。为实现这一目标，需要一台速度和精度都够高的扫描仪。学界已制定各种协议来监督并协调数据的交流，其中包括用于影像科的医学数字成像和通信（digital imaging and communications in medicine，DICOM）标准，以及用于临床信息交互的卫生信息交换标准（health level seven，HL7）。

数量	每日玻片数量（张）	每张玻片扫描耗费时间（分钟）
平均玻片数量	330	4.36
大型（机构）玻片数量	1350	1.06

图9.3 玻片产量估算。一个中等规模的病理诊断机构每年可以生产8万张玻片

为了使信息交互更为便捷，已设立相关的策略协议，争取建立广泛使用的语言格式，其中包括合理观察标识符命名与编码（logical observation identifier names and code，LOINC）和统一的医学语言系统（unified medical language system，UMLS）。病理成像提出了图像监督及交换，以及在大量图片和信息中进行复杂查询的需求。推进WSI规范化是一个新兴和快速发展的领域。开放式显微镜环境（open microscopy environment，OME）项目已经建立一个信息模型和管理系统，用于交互、协调及监督显微图片信息。DICOM病理工作小组，即第26工作组，最近出台了两个补充文件，第122号及第145号文件提出了样本和WSI图片的标准化描述方法。其中第145号补充文件提出了一种用于快速恢复和提取信息的平铺式高分辨率图片格式。基于DICOM格式的图像具有通用、标准化的优势，而且与放射科使用的图片存档和通信系统（picture archiving and communication systems，PACS）具有良好的适配性。图9.3展示了一个病理科每天的病理玻片制作情况。

9.5.2　病理分析成像基础设施

病理图片通常与大量信息紧密联系，包括注解、标记、亮点及各种计算机程序自动计算所得的特征。WSI的精确采集带来了不同尺度下的大量形态学数据。该程序产生的信息对于探究感染的发生及进展机制具有巨大的潜力。值得注意的阻碍因素是管理、查询和加入这些元数据，这些因素有可能减少临床和研究者对这些新进展的更广泛应用。病理分析成像标准（pathology analytic imaging standard，PAIS）项目对虚拟玻片相关图片、注释、标签及亮点数据的建立产生了深远的影响。

PAIS也设立了一个用于病理图像信息获取、查询临床信息及病例随访等过程的信息管理基础设施，等同于医学图像方面的地质数据框架。对于一个如此庞大的数据信息

（每张WSI原始图片大小约2GB），采取高端及并行数据库设计是拓展更大WSI图片数据库的基础。复杂的检索，如针对WSI进行交叉结果的检索，对信息和算力的要求都很高，要实现对这些检索进行快速反应，需要在高级计算框架上执行。

9.6　计算机病理医学影像的研究

随着临床领域的数字化设备和商业化图像检查设备日益增多，数字化和图像研究已从本质上改变了病理学。绝大多数的商业图像分析工具用于扩大检查量并强化同质化管理。目前，一些设备已经获得美国FDA的认可，可用于IHC染色进行评分。病理医师在检查时很大程度上遵循了这种模式，时刻注重构建可重复的分析策略框架。然而，由于实际情况，完全遵循评估计划比单纯进行蛋白质分析要困难得多。在此部分中，笔者将探讨图像研究如何利用日益丰富的数字化病理学数据，使其超越人类病理医师，从而提高对肿瘤等复杂疾病预后、治疗的理解。将患者登记信息、设备数据框架及先进病理档案共同结合在一起将提供一种新的可能，这种可能性就是将成像信息和分子信息连通，进而将基因组与病理形态学联系起来。这样，临床医师和研究人员便可多维度综合患者情况，为患者制订新的个体化治疗方案。以下是一些用于分割异常病理图像的技术。

9.6.1　肾小球硬化：主动轮廓的综合应用

这是一种为识别糖尿病患者所引起的肾小球病理改变的分割策略。使用Chan-Vese模型来显示动态形状是一种适应性强且有效的策略，并且可以对不同类别的图片进行分割。通过改变Chan-Vese模型的参数，通常可获得较好的结果。图9.4显示了两个分隔图像的示例。

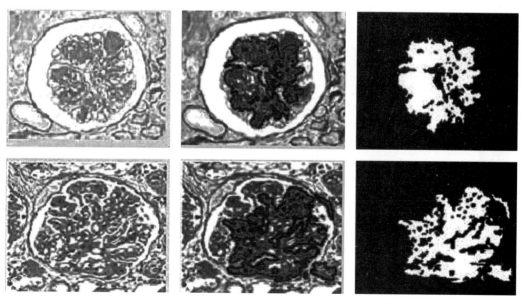

图9.4　肾小球分割

9.6.2　k均值聚类对肿瘤微环境的分割

肿瘤与各种器官具有各种结构以满足其功能一样，不同的肿瘤差异较大。为了展示所提出方法的执行情况，以肾细胞癌（renal cell carcinoma，RCC）图片分析为例。通过采用背景分析技术，对RCC病理图中受肿瘤累及的区域进行分割及检测。图9.5展示了一些采用k均值聚类对受累区域进行分割的RCC图像。

通过分析大量相似的图片会使分割效果更好。图9.5展示了k均值聚类系统对RCC图中受癌细胞浸润的区域进行分割。将图像的数据分为四组，如图9.5所示，显然第四组对RCC图像分割最为准确。根据经验发现，利用三个或四个组即可获得很好的分割效能。因此，在这项研究中，根据预设情况将图像分为4个部分。

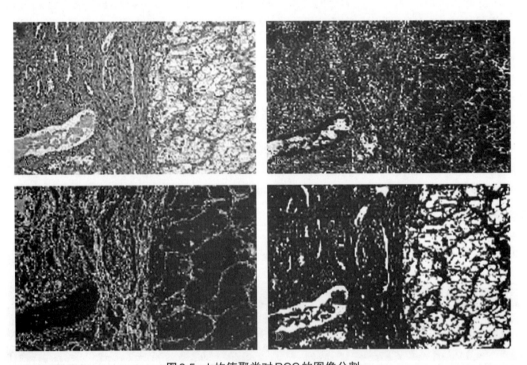

图9.5　k均值聚类对RCC的图像分割

A.原始图像；B.第一聚类；C.第二聚类；D.第三聚类图像是最终输出的肿瘤区域，其中受累区域被成功分割

9.6.3　执行过程中的横向挑战

图片传输技术、数字化和分析的进步大大减轻了计算和信息传递的负担。与企业医疗服务信息相比，病理图片大数据具有一定的优越性和可适应性，但也存在一些问题。即使是中等规模的医院和学术研究所，也需要具备对大量高分辨率图片进行监测、执行

和监督相关流水线检查的能力，并及时对大量图片信息进行处理。这些应用程序均被要求能快速处理相应问题，还被要求有容易使用的查询界面。

在计算方面，病理图像的信息并行性为新设备及新项目的推动提供了机会。通用图形处理器（general purpose graphic processing unit，GPGPU）已成为一些信息集中的计算科学常用的执行平台。由多核GPU和不同的GPGPU组成的异质化高级处理器越来越普遍，这为同质处理集群提供了一个更有吸引力的选项。这类异质化框架可提供巨大的计算能力，为医师提供在重要信息规模内研究不同检查程序的方法。如Map Reduce这些为了解决信息并行风险创建的框架编程堆栈，可为病理学图片研究提供可行性强的实用答案。然而，这些创新的应用带来了另一种挑战，即GPGPU包含多层面的应用数据，需要生产新的设备来发送和监督多个异构化框架和系统内的循环计算。

在过去十几年中，存储设备容量的提升也取得了根本性进展。与其他存储设备相比，固态硬盘（solid state drive，SSD）等设备目前的存储容量仍相对较低。可以预测，在今后的RAID设计中，由不同级别耦合翻转驱动器和SSD构成的容量框架将变得更为常用。在这样的设置中，高限度的循环将为信息查询任务提供更长期的存储和更快速访问（如图片信息的提取任务）。无论如何，新的存储、命令、信息安排方法及编程方式都将逐渐充实诸多容量框架的应用。在任何情况下，新的存储、排序、信息排列方法和编程都有望利用这些众多级别的容量框架。

图像交互和组织协议制定方面取得的巨大进步为集群内通信提供了更大的便利。如无限带宽（infiniband），这种先进技术可提供低延迟和高带宽的互联通信。尽管如此，基于更大区域的交互技术进展并不快。而且即使多千兆位系统在医疗系统的使用越来越广泛，相应的高带宽策略也已被制定并被广为接受，但对远程信息的低休眠访问仍然是产品系统的一个广泛存在的问题。图像压缩、动态信息传输和信息存储这些留存及计算常用技术将持续在计算机病理学和相关工作（如信息索引）中发挥基础作用。

9.7　结论

从众多数据和测量中定量描述感染分类及过程的能力可能会推动预防方法及药物治疗的进展，这些方法及药物可根据每个患者的不同情况单独开具，即定制处方。这些病理影像的新进展可以协助医师快速获得每位患者的遗传信息、器官功能和结构等大量多阶段、多维信息。高通量、高测定性能仪器正以越来越快的速度常规应用于医学和人类运输服务。随着近十几年的发展，恢复数据创新的关键进展是将大量多尺度与多维信息转变为重要数据，以推动关于复杂疾病预防、诊断及康复的新系统的揭示、改进和传递。病理采集的疾病基础信息和人类分析获得的信息被用于制造药物。

既往病理医师仅通过肉眼观察进行疾病诊断。后来，无数科学家表明，定期地对病理图像进行观察与回访将有助于对过去漏诊、误诊或未知的病例进行适当的分类。而本章所描述的检查和数据管理策略，讨论了在接下来的几年中，将被用于深度聚焦和个性化医疗服务的创新技术。

第 10 章

病理医学图像分割：基于参数化技术的快速回顾

M.Ravi，Ravindra S. Hegadi

10.1 引言

分割过程是基于图像中的特定特征来将其分割成多个子区域，以便于识别感兴趣区。在医学领域，图像分割有着广泛的应用。虽然已经有大量的研究在解决分割过程中存在的问题，但目前仍需要进一步有效且有组织地开展研究工作来推进该领域的发展。

10.1.1 医学图像分割的作用和流程

医学图像分割的主要目的是解决人类致命疾病的诊断问题。分割过程的有效性在很大程度上取决于其在临床应用中的具体问题。分割的目的是加速可视化过程，以便更有效地进行检测。医学图像分割的流程如图 10.1 所示。

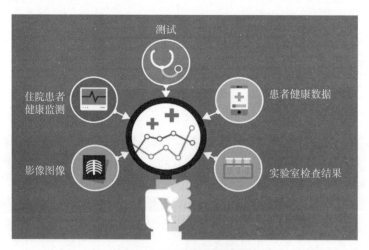

图 10.1　医学图像分割流程

10.1.2 医学图像分割模式面临的挑战

医学图像分割面临着许多挑战，从而影响了图像分割的质量，如图 10.2 所示。如果图像中掺杂了噪声，会引发模糊效应，从而极大地增加了图像分割的复杂性和挑战性，需要进一步进行像素强度修正。像素强度值的变化可能会对图像整体强度范围的均匀性造成干扰，进而影响到分割的准确性。图像中的运动伪影会导致噪声、模糊效应、缺乏多样化特征等。部分容积效应会导致图像像素的强度值不一致。图像分割可以解决由此带来的模糊效应，在医学诊断中发挥着重要的作用。图10.2中的相关术语如表10.1所示。

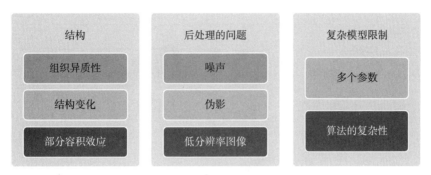

图10.2 医学图像分割模式面临的挑战

表10.1 常见医学影像术语

术语	具体解释
组织异质性	具有非均匀结构的异常组织
结构变化	图像物理外观的结构变化
部分容积效应	在同一扫描层面内，当含有两种或两种以上不同密度的组织时，探测器接收的X线强度是穿过这些组织后的平均值，而不再反映其中某一组织对X线的衰减关系，因此测得的CT值不能代表其中某一组织的CT值，这种现象称为部分容积效应
噪声	存在于图像数据中的不必要的或多余的干扰信息
伪影	图像上与实际解剖结构或者病理结构不相符的密度异常变化，大致分为与患者有关和与机器有关的两类
低分辨率图像	像素点个数相对较少、细节表现能力有限的图像
使用的参数	APD和DICE
算法的复杂性	时间复杂性是衡量算法效率的重要指标之一，用来衡量算法的计算运行效率

10.1.3 医学图像模式的体系结构

目前，许多成像技术的发展已经很成熟，并在临床中广泛应用。鉴于这些技术基于不同的物理原理，对于不同器官或组织的诊断需求，需有针对性地选择特定的成像技术。此外，在某些疾病的医学影像诊断中，不同成像技术所展现的功能特点往往相辅相成、互为补充，从而提供更全面、精准的诊疗依据。这些不同的成像技术称为模态，包括X线片（X-ray）、超声（US）、CT和MRI。在此基础上，还有几种衍生的成像技术，如磁共振血管成像（MRA）、数字减影血管造影（DSA）、计算机体层血管成像（CTA）等。随着影像技术的发展，在未来可能还会有其他的成像技术出现。在影像存储方面，现在几乎所有图像都以数字方式采集并集成到如图10.3所示的计算机图像存档和通信系统（PACS）中。

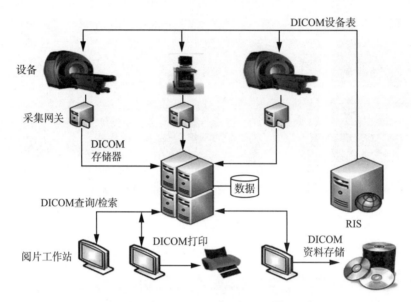

图10.3 医学影像存档和通信系统（由PACS提供）

10.1.3.1 磁共振成像

当前脑部图像的分割工作主要依赖于MRI，如图10.4所示。为了确保对感兴趣区域的精确分割，首先需要对含有噪声的图像进行增强处理，以提高图像的清晰度和细节。此外，由于这些图像可能存在的分辨率不一致问题，还需要运用基于对比度的图像分割方法以确保分割的准确性和可靠性。此类技术的应用旨在精确提取大脑的体积信息，包括灰质、白质及脑脊液的精细分割，并进一步勾勒出大脑结构的细致轮廓，为临床诊断和治疗提供重要依据。

10.1.3.2 电子显微镜

电子显微镜（EM）是病理学领域中不可或缺的一项技术，专门用于捕获生物样本的高分辨率图像。在生物医学研究中，它被广泛用于探究大分子复合物、组织、细胞及细胞器的精细结构。该技术利用电子（因其具有极短的波长）作为激发源，从而产生如图10.5所示的高分辨率显微图像。为了解决一些相对棘手的诊断问题，电子显微镜常与一系列辅助技术相结合，如薄切片技术、免疫标记和阴性染色等，这些方法共同提高了样本成像的准确性。EM图像不仅揭示了细胞功能和细胞疾病的微观结构基础，还为与肾脏疾病、肿瘤进展和贮积症等相关的临床研究提供了至关重要的信息。这些高分辨率的图像对于理解疾病的发病机制、监测疾病进展及评估治疗效果都具有极高的价值。

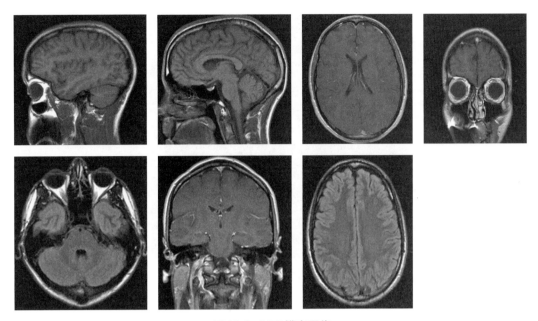

图10.4　MRI模态图像

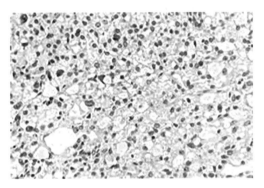

图10.5　电子显微镜模态影像

10.1.3.3　计算机体层扫描

基于CT的图像分割也在临床研究中被广泛应用（图10.6），主要包括对骨骼、胸部、胃、脑、肝脏、心脏等的分割和腹主动脉瘤的边缘识别，但CT图像的对比度和分辨率不如MRI好。

10.1.3.4　超声

超声图像由于其固有的低对比度和相对较差的空间分辨率，导致算法在自动检测不同组织类型之间的边界时面临困难。更为复杂的是，图像中常存在的噪声和伪影，进一步增加了分割任务的挑战性。因此，在医学图像分割领域，超声图像的分割通常依赖于人工分割（手动分割）的方法来完成，以确保分割结果的准确性和可靠性。尽管超声图像在分割上具有挑战性，但它在一些疾病的鉴别诊断中仍发挥着重要作用，如图10.7所示，诊断胆囊结石时，需与胆囊息肉相鉴别，两者的超声图像均表现为强回声光团，而

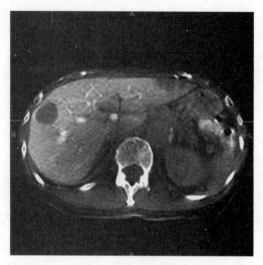

图10.6　CT模态图像

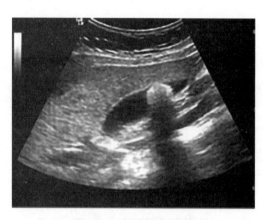

图10.7　超声模态图像

结石高回声团会随受检者体位的改变而移动。因此，尽管存在技术上的挑战，超声图像在医学图像分割和疾病的鉴别诊断中仍具有不可替代的重要地位。

10.2　医学图像分割技术

通过分析医学图像分割领域的方法和技术的发展历程，我们看到这一领域取得了显著的进步，涌现出越来越多有用且有效的技术手段，如图10.8所示。本节紧密结合该领域的最新研究进展，深入探讨了医学图像分割的各种方法，旨在为读者提供对当前技术趋势的全面理解和把握。

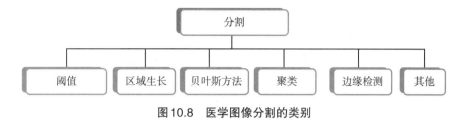

图 10.8　医学图像分割的类别

10.2.1　基于阈值的分割法

在图像分割领域，基于阈值的分割法凭借其简洁高效的特点，成了应用最为广泛的技术之一。该方法通过识别图像中灰度值或其特性的差异，将图像自然地区分为不同区域，从而有效地将目标感兴趣区与背景进行分离。为了进一步提升分割的准确性，边缘检测技术的应用尤为关键，它能够帮助精确界定图像中的边界。然而，单纯的阈值法在面对复杂图像时可能产生伪影，这就需要额外的步骤来减少这些非目标区域的干扰。一种有效的方法是将图像转换为黑白二值图像，并通过识别和利用边缘特征来细化分割结果。这种策略在 Li 等的研究中被详细讨论，并展现出广泛的应用前景。本节深入探讨了 5 种阈值法：均值法、P-tile 算法、直方图相关技术（HDT）、边缘最大化技术（EMT）及视觉法。这些方法各有特色，为医学图像分割提供了多样化的解决方案。其中，Ng 等的研究在治疗性相关图像分割中展示了阈值法的强大功能，通过流域划分和基于表面的区域整合法，该技术实现了高达 92.2% 的准确度，显著优于传统的人工分割方法。Kotropoulos 和 Pitas 则提出了一种在胸部 X 线片摇摆识别（wavering recognition）中应用的 SVM 阈值技术。该技术首先通过筛选图片并应用极限运算进行分段，随后利用支持向量机（SVM）对图像进行分类，为图像修复提供了新的思路。Khare 和 Tiwary 则提出了一种医学图像的精细阈值法。该方法通过直方图分析，将每个像素分组到合适的类别中，实现了无须人工干预的自动化决策过程，极大地提高了分割的效率和准确性。Cascio 等的研究则聚焦于乳腺 X 线片的分割。他们详细介绍了阈值处理技术的原理，并采用逐步极限检验来确定正常边缘，从而实现了对图像内部边缘锐度的精确处理，展示了阈值法在医学图像分割中的神奇效果。

10.2.2　区域生长算法

区域生长（region growth）算法是一种基于区域的传统图像分割算法，可以根据预先定义的生长规则将像素或者小区域不断组合为更大区域的过程。详细来说，区域生长是从一组初始种子点出发，通过预先定义的区域生长规则，将与种子点性质相似的领域像素不断添加到每个种子点上，并且满足区域生长的终止条件时形成最终生长区域的过程。这种方法在分割肿瘤边界的应用中尤为有效，技术难度主要在于需要人工选择并定义初始种子点，这意味着每个待分割区域都需要一个明确的起始点。以下是关于这一研究领域的简要概述：Siddique 等提出了一种创新的脑图像分割方法，该方法基于区域生长算法，成功地将成年男性和女性的颅脑MRI中的脑组织与背景进行了有效区分。研究发现，相较于较暗的图像，亮度较高的图像在分割过程中能够产生更为精确的结果。Oghli等也提出了类似的基于区域生长的分割技术。此外，还有研究者探索了自动区域生长分割法，该方法利用共生矩阵智能选择种子点，显著减少了手动后处理的工作量，提高了分割效率。Poonguzhali和Ravindran在MRI脑肿瘤分割领域的研究中采用了一种侧重于梯度变化和边缘识别的方法，他们利用各向异性滤波器保留边缘信息，并通过计算边界曲线的平均方差和平均梯度来优化分割结果。

在超声图像分割方面，Poonguzhali和Ravindran还提出了一种自动质量分割法，该方法特别适用于超声图像的分割，因为它能够保留重要的空间信息，并且对散斑噪声不敏感。而Guan等则提出了一种结合区域生长和区域合并的混合超声图像分割方法，这两种技术的结合使得分割结果更加准确和高效。最后，Pan和Lu提出了一种基于贝叶斯方法的医学图像分割法。该方法在区域生长的过程中动态调整参数，属于多阶段处理方法。由于其对噪声的不敏感性和计算时间的显著减少，在医学图像分割领域产生了显著的效果。

10.2.3　贝叶斯方法

贝叶斯评估理论被用于分类目的，主要通过图像中各部分的概率来构建模型，再基于概率进一步对图像中体素的类别进行分类。这些体素在图像中被视为随机变量。关于图像分割的贝叶斯方法主要有4种。这些方法如图10.9所示。

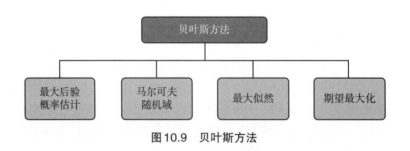

图10.9　贝叶斯方法

10.2.3.1　最大后验概率估计

在贝叶斯统计中，最大后验概率估计（MAP）是一种后验分配法，用于根据经验数据对未观测量的点进行估计，且与Fisher的最大似然（ML）法密切相关，能优化目标函数，即在需要近似的度量之上整合先前的分配。MAP评估可以被视为ML评估的正则化。

10.2.3.2　马尔可夫随机场

马尔可夫随机场（MRF）通过利用无向图来确定图形模型中包含的一些任意变量的马尔可夫值。从表现形式上看，马尔可夫随机场与贝叶斯法很相似，唯一的区别是，这种方法是无向的，而贝叶斯方法是由有向图组成的。

10.2.3.3　最大似然估计

最大似然估计（maximum likelihood estimate，MLE）是一种广泛应用于统计学和机器学习的参数估计方法。该方法旨在找到能够最大化给定观测数据似然性的模型参数。作为一种公认的估计技术，最大似然估计在诸多场景中发挥着关键作用。当给定一定数量的数据及其对应的统计模型时，我们运用最大似然估计方法通过最大化似然函数来选择合适的参数值，从而实现模型参数的最优估计，以便更好地拟合观测数据。这一过程在机器学习实践中扮演着至关重要的角色，用于提高模型的预测准确性和泛化能力。

10.2.3.4　期望最大化

期望最大化（expectation-maximization，EM）算法也是一种统计方法，用于确定统计模型参数的最大后验概率估计（MAP）或最大似然估计（MLE）。这种方法是在迭代的基础上进行的。其迭代步骤如下：首先执行估计（E）步骤，其次执行最大化（M）步骤，该步骤的信息随后用于下一个 E 步骤，并且该过程继续。

10.2.4　聚类法

在功能上，聚类和分类器是一样的，只是工作方式有所不同。分类器利用训练数据对图像进行分类，因此被称为监督学习方法。聚类方法包含无监督方法，它可以不使用训练数据就可直接进行分类。通过在分割过程中不断迭代分割图像，然后对每个分割的属性进行说明，可以弥补聚类方法中学习的不足。换句话说，聚类方法可以通过现有的统计数据进行自我指导。聚类方法在面对图像中存在不同像素强度的不相交集的场景时非常有用。聚类方法有两种主要方法，常用于医学图像的分割。这些方法如图 10.10 所示。

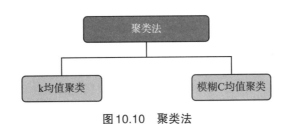

图 10.10　聚类法

10.2.4.1　k 均值聚类

聚类过程是通过迭代计算图像中每个分离类或簇的强度值的平均值来完成的。然后，通过将每个像素归类为最接近图像平均值的类别来进行分割。该方法在肾细胞癌（RCC）图像的肿瘤细胞区域进行了评估，我们检测并分割了该区域。图 10.11 展示了该评估过程中的一些图像。

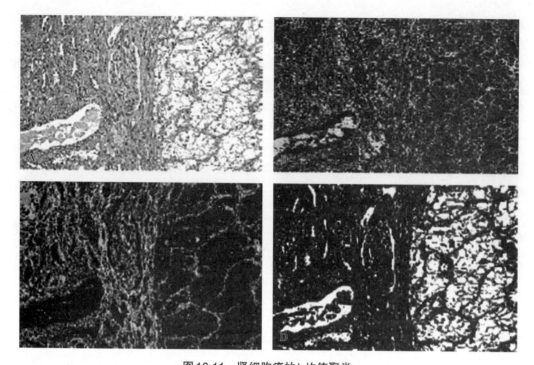

图10.11　肾细胞癌的k均值聚类

A.原始图像；B.第一聚类；C.第二聚类；D.第三聚类图像是最终输出的肿瘤区域，其中受累区域被成功分割

10.2.4.2　模糊C均值聚类

模糊C均值聚类是在模糊集合下进行的聚类，该方法也称为k均值聚类的扩展。与k均值的区别是，k均值处理过程中，点被分为不同的类，而模糊C均值允许点与多个类相连接。以下是模糊C均值聚类最近的研究概述。Li等提出了使用模糊C均值方法分割MR图像，他们提出了一种可自动确定分割过程所需的簇数的新方法，通过利用统计直方图信息来完成聚类任务，结果表明，与经典的模糊平均法相比，该方法产生了更精确的结果。Ozyurt等提出了另一种类似的可以减少分割过程计算时间的MRI分割方法。Szilagyi等提出了一种新方法，该方法在BCFCM方法的基础上引入了一个新的因子，结果表明，这是一种可用于大脑内镜的快速检查方法。Balafar等观察到模糊均值算法和图像中的主要灰度级，该方法通过将图像转换为灰度，并应用小波法降低噪声，然后将中心灰度作为聚类过程的基础，对图像进行聚类。Birgani等提出了类似的方法。Saripan等提出了使用模糊C均值和神经网络的MRI分割，即使在高噪声的情况下，通过这种组合获得的结果也是稳定、快速和准确的。Nandagopalan等提出了一种基于k均值的分割改进法，结果表明，这种方法非常快速、可靠。Li提出了基于体积的k均值医学图像分割，该方法的工作原理是首先对图像进行预处理以加快处理速度，然后，通过比较不同的聚类方法并选出一种新的方法来准确分割图像，从而加快分割过程。Kumbhar和Kulkarni描述了使用经过训练的k均值聚类方法进行MRI图像分割，用于在颅脑MR图像上分割白质和灰质。与经典的k均值聚类方法相比，该方法具有较高的精度。Rathnayaka等提出了一种新的CT图像分割方法，该方法通过3个步骤对病变区

域、脑脊液和脑组织进行分组，然而，取得的分割效果并不突出。这方面的最新研究见于 Sinha 和 Ramakrishnan，该方法通过将 k 均值和中值分割算法相结合应用于血细胞分割方法，先通过 k 均值、模糊 C 均值和 Meanshift 法分析血细胞分割的最佳结果，然后再应用中值分割算法对结果进一步分割。结果表明，当需要进一步的特征提取时，通过复合分割处理得到的分割效果更好。Ng 等提出了一种基于图像脉络的医学图像分割聚类方法，所取得的结果对于医学诊断领域的许多问题是有效的。Saripan 等提出了一种涉及模糊均值、贝叶斯方法和用户交互的聚类方法组合。Ng 等提出了使用 k 均值和分水岭方法的医学图像分割。Tabakov 等提出了使用模糊相似关系的医学图像分割。

10.2.5　基于可变形模型的分割算法

基于可变形模型的分割算法是基于分割对象的边界进行分割，图像边界的特征是形状、平滑度及与分割对象相对的内力和外力。所有这些因素都影响着结果的有效性，图像中的闭合曲线和形状被用来勾勒对象的边界，最初被定位在靠近所选定边缘的附近，随后允许其经历一个迭代缩减的过程。为了维持分割过程，从图像中导出平滑的内力。导出外力是为了在图像中生成一个朝向所选定区域的平面。这些方法的主要优点是分段连续性。变形法主要分为两个不同的类别，如图 10.12 所示。

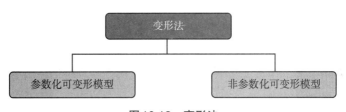

图 10.12　变形法

10.2.5.1　参数化可变形模型（显式）

在可变形模型中，参数化模型是指使用有限数量的参数来描述的模型，这种方法也被称为活动轮廓（active contours），利用参数生成的曲线来表示形状模型。参数化模型又分为两类，分别是基于边缘法和基于区域法。基于边缘法将边缘信息作为分割过程中的图像特征，并且对噪声因素反应灵敏，因为任何噪声都会影响边缘信息的准确性。

基于区域法是利用不同的区域来分割图像。在模型评估过程中，区域的信息不被更新，这使得它难以获得区域特征以外的信息。这些方法的主要缺点是很难处理匿名实体分割中的拓扑结构变化。

10.2.5.2　非参数化可变形模型（隐式）

非参数化可变形模型也称为几何活动轮廓法，属于水平集法，基于卷积理论。在定义分割曲线时，利用了水平集函数与附加时间。在这种情况下，曲线的计算与参数值无关。参数化可变形模型的缺点是允许自动处理拓扑结构的变化，同时使用了基于边缘法和基于区域法。以下是对非参数化可变形模型法最新研究的简要概述。Tsechpenakis 和

Metaxas等通过结合条件随机场和可变形模型来分析三维医学图像分割，与以前的方法相比，这种方法获得的分割结果是有效的。Yan和Kassim（2006）等提出了使用最小路径可变形模型进行医学图像分割，这种方法基于提取器官轮廓，被认为是医学图像分割的伟大成就之一。类似的工作也可以在Yan和Kassim（2004）等相关研究中见到。Lee等提出了一种用于医学图像分割的几何变形模型。McIntosh和Hamarneh提出了使用遗传算法和非凸方法相结合的医学图像分割方法，在这种情况下，变形模型的典型梯度被遗传算法取代，因为假设遗传算法不能提供最优解，但当它与变形模型结合时，可以获得令人满意的结果。Farzinfar等提出了用于医学图像分割的隐形非参数化可变形模型，该方法利用基于区域和基于统计模型的方法来提取对象。El-Baz和Gimel'farb介绍了形状和外观先验在用于医学图像分割的可变形模型中的使用。这种方法的主要优点是处理速度快。Awate等发现了一种用于医学图像分割的模糊非参数方法，与轨迹描记法相比，这种方法提供了更高的精度。Nakhjavanlo等提出了使用局部二值拟合方法和可变形模型的医学图像分割，它的主要优点是加快了曲线评估过程。Sonka和Fitzpatrick对变形模型进行了综述。Xu等也提出了类似的工作。Joshi和Bradi介绍了基于非参数混合模型的医学图像分割。

10.2.6 图谱引导方法

基于图谱引导方法的医学图像分割是一种通过标记优选结构或一组框架来分析图像的方法，该框架开始通过医学成像模式生成图像，这种方法的主要目的是帮助放射科医师发现和识别疾病，通过识别医学图像中的重要解剖结构，优化工作流程，这种方法也称为可适应法。在这种情况下，分割是通过使用解剖学图谱来进行的。图谱生成之后被用作新图像分割的参考结构。这种方法考虑了处理分割过程中的记录问题。模板配准（atlas wrapping）被用于分割过程，它通过将生成的模板映射到目标图像上来实现分割，主要应用在图像像素和区域之间没有明确关系的图像中。其他主要应用包括在临床实践和计算机辅助诊断中的应用，以分析图像区域之间的形状和形态差异。

10.2.6.1 平均形状图谱

在这个类别中有两种方法，我们将在下面的内容中描述。

10.2.6.1.1 主动形状模型

主动形状模型（ASM）利用主成分分析（PCA）和预构建的形状模型来进行医学图像的分割。所有的形状都经过训练和对齐，并使用PCA进行分割。该工作通过使用扫描的平均形状进行，然后通过可变形模型进行变形。该过程通过迭代进行，在每次迭代中，都使用先前使用的曲线或形状来测量目标对象，形状参数也保持不变。通过这种方式，只允许所需的变形面临形状模型变化时才终止进程。

10.2.6.1.2 主动外观模型

主动外观模型（AAM）的工作原理与ASM相同，但区别在于除形状模型外，它还使用强度模型来进行分割。强度模型是通过训练统计数据的注册生成的。

10.2.6.2 单独图像图谱

该过程通过手动分割参考图像的解剖结构来实现，从而创建图谱。参考图像在图谱集上进行配准，以便自动分割；然后，使用不同的方法进行强度对应性评估。在这种情况下，最常用的方法是互相关和交互信息的注册。平滑因子通过高斯或弹性模型处理。以下是对该方法的简要概述。Chen等分析了该领域的最新工作，该方法以图形切割法为基础，将其与AAM相结合。这一方法的3个主要步骤包括建模、对象识别和最后的描绘，主要用于肝脏、肾脏和脾脏图像的分割，所得分割结果的准确度为94.3%。Chen等对通过AAM分割脊柱图像进行了分析，在这种方法中需要使用ICA和AAM的组合来分割脊柱图像。实验结果表明，该方法比传统的PCAAAM方法具有更高的精度。Chen等对这一前景中的ASM部分进行了分析。Neumann和Lorenz介绍了使用统计形状模型的医学图像分割，该方法通过结合点分布分数和二维PCA来分割医学图像。

Safavian和Landgrebe提出了通过形状模式分割骨盆X线图像的方法，实验结果表明，与传统方法相比，其分割结果有了明显改进。在这种情况下，由于X线图像中的低分辨率和模糊效果，可通过将ASM与三次样条（cubic spline）插值方法相结合，以增强变形过程。结果表明，即使在骨折的情况下，情况也有所改善。Rousson等对MRI图像分割进行了3D ASM。Baillard等提出了另一种使用水平集方法的MRI三维分割。该方法包括MR图像的三维滤波和三维分割。基于图形切割的DT-MRI分割可以在Weldeselassie和Hamarneh中进行分析。Stawiaski等也开展了类似的工作。Peng等提出了使用图形切割和分水岭方法分割肝脏肿瘤。基于Atlas配准的小脑MRI分割可在van der Lign等中进行分析。

10.2.7　基于边缘的方法

这种方法是检测图像中感兴趣区的不连续性和边界的最常用方法，主要是基于检测具有相同强度水平物体像素的方法。在这种情况下，两个相连的像素具有相同的强度分布形成边缘，像素之间的区分是通过估计强度梯度进行的，主要是作为其他分割方法的基础或中心技术。

10.2.8　基于压缩的方法

基于压缩的技术假设，最好的可能分割是减少每个可实现分割的多余部分和统计数据的开发周期。连接这两个概念的关联是分割试图发现图像中的样本，而图像中的可靠性可以用来压缩图像。这种技术通过其表面和边缘线来解释每一次分割。代表图像的任何指定分割，该方法给出了预先确定图像基于已知分割所必需的位数。因此，在可实现图像分割的任何情况下，是为了发现生成直线编码跨度的分割，这可以通过一种简单的集群技术来实现。有损压缩内部的变形决定了分割的粗糙度，对每一幅图像评价都不一致，这种限制可以被投射出来，从而导致图像中一致性的差异。例如，当一个图像中的纹理相似时，更强的压缩和轻微的量化是很必要的。

10.2.9　其他技术

在医学图像分割领域，除常见的阈值分割方法外，还有许多其他技术被提出和开发，其中一些方法包括分水岭算法、模型拟合、基于偏微分方程的方法、分割与合并方法、快速行进方法和多尺度分割。以下是对其中一些技术的分析。Jia-xin和Sen介绍了使用分水岭变换的医学图像分割，这种图像处理方法基于形态学处理。Li、Wu和Sun分析了一种改进的分水岭变换过程。Harini和Chandrasekar介绍了使用基于特征的GVF snake的医学图像分割。Chan-Vese展示了一种适应性强且有效的方法，称为动态形状，可以对不同的图片分类进行分割，如图10.13所示。此外，还有一些基于传统分割方法的技术，如基于倾斜度和阈值的策略进行分割。总之，医学图像分割领域中存在许多不同的技术和方法，每种方法都有其独特的优点和限制。

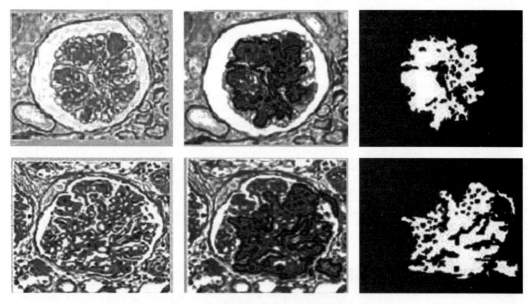

图10.13　基于计数的肾小球图像分割

10.3　研究与对话

通过医学图像分割基本方法的介绍，我们不难发现，随着科技的日新月异，新的高效技术不断涌现、迭代更新。如图10.14所示，当前的医学图像分割领域方法已经演进至三代：从第一代到第二代，再到第三代。第一代技术通常基于较少的先验信息来处理图像，因而更多地聚焦于基础且低层次的技术应用。

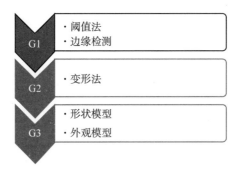

图 10.14　不同种类的医学影像分割方法

随着时间的推移和技术的精进，一批新颖且高效的方法崭露头角。第二代技术融合了优化、图像处理和不确定性模型等多种方法，进一步提升了分割的准确性和效率。而第三代技术则高度依赖于图像的先验信息，依赖于业界专家定义的模型和规则来精确地对图像进行分类。此外，我们还可以参照表 10.2 中列出的不同方法进行比较分析，这将有助于我们在实际应用中根据具体情况选择最为合适的方法，从而确保医学图像分割的准确性和可靠性。

表 10.2　不同医学影像分割方法的实验结果

序号	方法	APD	DICE
1	阈值	0.5370	0.9662
2	自适应阈值化	4.7835	0.7811
3	基于边缘分割	0.7539	0.9421
4	基于区域分割	0.7835	0.9454
5	水平集	5.2800	0.7514
6	k 均值	0.8680	0.9345
7	模糊 C 均值	0.6330	0.9604

10.4　医学图像分割方法与实验分析方法的比较

为对比不同的分割方法的具体性能，我们使用 Matlab 2016a 对 117 幅图片进行分割实验。实验结果表明，基于区域法、基于边缘法和 k 均值的分割技术在计算时间和分割精度方面都是高效且可靠的。为了比较不同的图像分割技术，我们使用了两个参数，即非对称分割距离（APD）和 DICE，如图 10.15 和表 10.2 所示。

表 10.3 和表 10.4 展示了上述方法的图像分割。

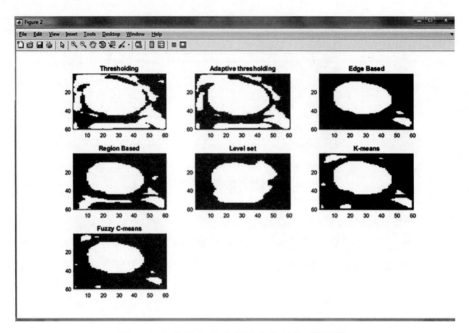

图10.15　使用各种分割技术分割得到的图像

表10.3　不同分割方法下的定量结果

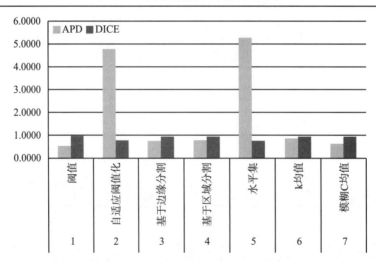

表10.4　不同医学图像分割技术的比较总结

方法	阈值	基于区域分割	基于边缘分割	聚类法
优点	简单	专于图像分割	专于计算因子	容易实施
限制	存在伪影和噪声	计算复杂	不适用于所有图像	空间约束
使用领域	结构强度	CT 和 MRI 适用	适用于所有医学设备	适用于所有医学图像
完成任务的速度	最快	慢	快	中等

10.5　结　论

　　本文综述了医学图像分割领域中的一系列关键方法与技术。鉴于医学影像领域涵盖了多样化的成像方法，本文剖析了当前提出的多种技术，每种方法都独具特色，也不可避免地存在一些局限性。实际应用中，选择何种方法往往取决于构建的应用程序类型、具体需求以及对可用资源的考量。尽管该领域已积累了大量的研究成果，但我们依然坚信，在医学成像领域探寻最佳分割技术上，仍存在着广阔的探索空间和发展前景。随着技术的不断进步，我们期待未来能够开发出更为高效、精准的医学图像分割技术，为医学诊断和治疗提供更加有力的支持。